8체질
건강 기적

8체질 건강 기적

초판 1쇄 인쇄 2018년 02월 02일
초판 1쇄 발행 2018년 02월 08일

지은이 정윤규
펴낸이 김양수
표지 디자인 박주석   본문 디자인 곽세진   교정교열 장하나

펴낸곳 도서출판 맑은샘   출판등록 제2012-000035
주소 (우 10387) 경기도 고양시 일산서구 중앙로 1456(주엽동) 서현프라자 604호
대표전화 031.906.5006   팩스 031.906.5079
이메일 okbook1234@naver.com   홈페이지 www.booksam.co.kr

ISBN 979-11-5778-262-8 (03510)

*이 책의 국립중앙도서관 출판시도서목록은 서지정보유통지원시스템 홈페이지(http://seoji.
 nl.go.kr)와 국가자료공동목록시스템(http://www.nl.go.kr/kolisnet)에서 이용하실 수 있습니다.
 (CIP제어번호 : CIP2018003804)

목차

제5장   8체질의 위대함

제9장   화 다스리기

뛰어난 저자는 뭔가 다르겠지만, 나 같은 평범한 저자와 일반 독자의 차이는 없다. 생각했던 바를 글로 표현하면 나 같은 평범한 저자이고, 그냥 생각만 하고 흘렸으면 독자인 거다.

나는 내 능력을 잘 알고 그래서 주제넘은 짓은 안 하려고 노력한다. 내 능력으로 보아하니 앞으로 절대 책을 쓸 일은 없을 거라 확신했다. 그런데 예기치 않게 세 번째 책 '8체질 건강 기적'을 쓰게 되었다. 평범한 나에게 별다른 능력이 생긴 건가? 그럴 리가 없다. 그럼 왜 책을 썼나?

난 의학지식을 논하자는 것이 아니다. 평범한 내가 의학지식으로 어찌 평생 의학을 전공하고 환자를 치료해온 탁월한 두뇌를 지닌 의사집단의 발끝에나 미칠 수 있겠는가?

개인이 얼마만한 성과를 내느냐는 그 사람의 역량보다 어떤 프레임을 채택하냐가 좌우한다. 5볼트 건전지 백만 개를 직렬로 연결하면 5백만 볼트지만, 병렬로 연결하면 여전히 5볼트에 불과하다. 무수한 미시적 데이터의 바다에 빠지면 아무리 지식이 많은들 지식을 나열한 백과사전에 불과하니 생명에 대한 통찰과 지혜를 기대하기 어렵다. 프레임과 도그마에 갇힌 현대의학이 5볼트라면 8체질은 5만볼트다. 현대의학의 명의가 할 수 없는 일을 8체질은 평범한 사람도 할 수 있게 한다. 저명한 의사들이 추구하는 자연치유의 방향은 올바르지만 8체질의 프레임은 카오스에서 질서를 찾는 것만큼 명료하다.

나는 심각한 건강문제를 겪으면서 8체질이라는 경이로운 프레임을 통해 건강문제를 새롭게 통찰할 수 있었다. 난 평범한 사람이지만 8체질 프레임을 빌려서 세상의 수많은 천재 수재들이 쌓아온 성을 허물만한 책의 원고를 마쳤다.

현대의학은 제1순환계인 혈관에 머물러있고, 이제 제2순환계인 림프관을 치료에 이용하는 걸음마를 시작했다. 8체질의학은 제3순환계인 프리모관(경락)에서 치유하는 의학이다. 그 3순환계는 한의학에서 말하는 기를 순환시키는 경락의 개념으로 가설을 세우고 서울대학교 차세대융합기술연구원의 소광섭 교수와 국립암센터의 권병세 박사가 연구를 주도하고 있다. 8체질은 평범한 사람이라도 돈 들이지 않고도 세상의 모든 의사들을 능가할 수 있게 한다. 단언컨대 이 책을 제대로 이해하고 자신의 8체질 섭생을 하면 삶이 바뀐다. 말하는 필자는 평범하지만 8체질은 위대하니까.

현대의학은 의사가 약이나 수술로 병을 치료하지만, 8체질은 사람이 치료하는 것이 아니라 몸이 스스로 치료하는 자연치유다. 8체질은 침법으로 경락의 혈자리에 보/사 신호를 가하거나 섭생으로 면역력을 강화시켜 몸이 스스로를 치유하는 방식이다.

무엇보다 8체질은 병을 예방하는데 가장 큰 가치가 있다. 한국인의 건강수명은 65세에 불과하다. 이후 20년은 병으로 앓다가 죽는다. 자신의 8체질을 알면 병의 예방으로 90살, 100살이 되어서도 건강하게 활동할 수 있다. 이 책에 언급되는 권도원 박사, 이명복 박사, 그리고 도올 김용옥이 8체질로 건강을 되찾은 본보기이다. 이러한 개념은 이미 100여 년 전 에디슨이 다음과 같이 언급했다 : "미래의 의사는 양약을 쓰지 않고, 환자를 볼 때 체질적인 관리와 식생활 그리고 질병의 원인과 예방에 관심을 갖게 될 것이다. (The doctor of the future will give no medicine, but will interest his patients in care of the human frame, in diet, and in the cause and prevention of disease.)"

필자는 할아버지, 아버지께서 30대에 돌아가셨다. 필자도 30대에 푸르덴셜생명보험 가입을 거절당했다. 현재는 8체질 덕분에 50대 중반을 넘었지만 일년 내내 감기 한번 걸리지 않는다. 약도 먹지 않고 병원 갈 일도 없다. 혹한의 한겨울에도 수돗물로 냉수마찰을 할 정도다. 8체질 섭생을 했더니 건강기적이 찾아왔다.

'8체질 건강기적'이라는 책 제목은 과장된 표현이 아닙니다. 부디 이 책을 통해 8체질을 제대로 이해하고 실천해 건강기적을 체험하기를 바랍니다.

2018년 2월 8일
정 윤 규

세계의료역사에서 8체질의 가치

세계 최고 기초과학 연구소인 이스라엘 와이즈만 연구소에서 2015년 내분비내과 의사들에게 큰 충격을 준 연구논문이 나왔다.

이전에는 음식의 탄수화물 함량에 따라 혈당이 올라가는 것이라 알려졌다. 그런데 이 연구에 의하면 같은 식품이라도 사람에 따라 혈당 반응이 다르다는 것이다. 가령 A라는 사람에게 혈당이 오르는 식품이 B에게는 혈당이 오르지 않는다. 즉 어떤 사람의 체형, 혈액검사 수치, 신체활동, 장내 미생물 조성 등이 고유하고 이에 따라 특정 음식물에 대한 혈당 반응이 결정된다. 특히 장내 미생물 조성이 가장 큰 영향을 미쳤다. 이에 기반해 와이즈만 연구진은 알파고 같은 AI를 통해 개인별로 각각의 음식에 따른 혈당반응을 정확히 예측해냈다.

그렇다면 '당뇨병 혈당조절에 어떤 음식이 좋은가' 라는 질문은 이제 의미가 없다. 같은 음식이라도 사람마다 효과가 다르니 '혈당조절을 위해 나에게는 어떤 음식이 좋은가'라고 물어야 한다. 이를 확장해보면, 사람마다 건강에 이로운 음식이 다르다고 할 수 있다.

와이즈만 연구소는 첨단의 과학기술을 이용해 식품에 대한 개인별 반응을 도출하고 예측까지 해냈다. 이러한 성과를 기반으로 그들의 다음 목표는 '개인 맞춤형 영양학' '개인 맞춤형 치료약' 시대를 여는 것이다.

결론적으로, 모든 의학의 궁극적인 지향점은 개인별 맞춤 의료다. 우리나라도 이를 일찌감치 통찰하고 원대한 계획을 세웠다. 2006년부터 2015년까지 10년간 1,000억원을 투입해 사상체질을 기반으로 세계 최고 의료서비스 국가를 만들고, 반도체시장보다 크다는 세계 의료시장을 차지하겠다는 이제마프로젝트가 그것이다. 불행하게도 이 원대한 프로젝트는 목표한 결과를 도출하지 못했다.

역사상 어떤 국가 어떤 천재도 실현하지 못한 개인별 맞춤의료가 이미 존재한다면? 권도원 박사가 정립한 8체질이 바로 그것이다. 8체질의학은 사람의 체질을 8가지로 나누고, 같은 음식이라도 어떤 체질이냐에 따라 몸에 이롭고 해롭고가 다르다고 보고 8가지 체질별로 섭생표를 제시한다.

"내가 만난 신(神)은 단 두 사람이 있다. 그 하나가 모차르트요, 또 하나가 권도원이다." 도올 김용옥의 선언이다. 통찰력 있는 독자라면 이 책을 다 읽고 그의 말에 공감할 수 있을 것이다.

체질의학은 엉터리인가?

사상체질이란 게 정말 구별 가능한가? 대개의 한의사들은 이에 부정적이다. 그들은 체질과 상관없이 전통적인 한의학 치료법을 기반으로 치료한다. 한의대 교과과정에도 체질이니 체질감별이니 하는 것은 없다. 2006~2015년 10년간 국가지원 1천억원의 이제마프로젝트로도 신뢰성 있는 사상체질감별 방법론을 정립하는데 실패했다. 그러니 한의사의 체질감별 수준이라는 것도 일반인의 감별 수준과 별다를 게 없다.

그러니 사상체질의 연장이 8체질의학이라 생각한다면 8체질 역시 엉터리라 생각하게 마련이다. 8체질의학은 대중에게 알려진 지가 불과 수십 년에 불과하고 현재 한의사 중에서도 극히 일부만 제대로 치료에 활용한다. 특히 의료시스템 자체가 기득권의 이익을 대변하느라 8체질을 배격하기 때문에 대중은 8체질의 가치를 제대로 알 기회가 드물다.

단지 약재의 반응이나 생김새만으로 체질을 구분할 뿐이고, 체질에 상응하는 침법이 없는 사상체질과 달리, 8체질은 오장육부에 대응되는 12개 경락 상의 오수혈(목화토금수의 5개 혈자리)을 침으로 사하거나 보할 때 나타나는 생체반응(오링테스트, AK테스트, 치료효과 등)으로 감별하기 때문에 실력있는 감별자라면 A B O AB 혈액형처럼 일관성 있게 동일한 감별결과가 나온다. 또한 혈액형처럼 유전된다.

8체질의학은 따로 정규교육과정이 없기 때문에 한의사들도 스스로 공부해서 터득해야 한다. 그래서 서울에서조차 8체질전문한의원이라도 제대로 8체질감별하는 곳을 찾기가 쉽지 않다. 8체질감별은 의료지식보다 기예의 성격도 있어 타고난 감각이 중요하다. 필자가 우리나라에서 8체질감별을 가장 잘 한다고 자부하는 것도 이러한 이유 때문이다.

8체질 체험이 이 책을 쓰게 했다

필자는 1998년에 푸르덴셜생명 보험 가입을 위해 요구되는 정밀 피 검사를 하고 보험 가입을 거부당했다. 오래 못 살 거라 판단한 거다. 이후 우연히 8체질을 알게 되어 체질에 맞는 식생활을 하면서 건강이 더 나빠지지는 않았다. 그 사이 간염도 자연치유 되었다. 그렇지만 여름에 에어컨을 켜면 발이 시려 사무실 책상 밑에 난로를 놓았고, 손등이 텄었다. 코는 가렵고 콧물은 줄줄 흐르고, 눈은 자주 빨갛게 충혈되고 피곤했다.

그러다 17년 후인 2015년에 교육을 통해 8체질을 제대로 배웠다. 본격적으로 8체질 공부를 하고 2년이 흘렀다. 이제 눈 흰자위도 깨끗해졌다. 눈은 간에 대응되는데 간이 편해졌다는 의미다. 코도 말끔해졌다. 겨울에 사무실에서 동료들이 두텁게 옷을 껴입을 때 필자는 파랑색 와이셔츠 한 벌 혹은 그 위에 조끼 입는 것으로 충분했다. 차갑던 몸에 온기가 돌게 된 것이다.

이는 8체질을 제대로 이해하고 실천하면 누구에나 가능한 일이다. 면역을 이해하지 못하는 수천만 명의 사람들이 건강식품, 약 그리고 불필요한 치료로 돈을 낭비하고 몸을 망치고 있다. 이번에 필자가 책을 쓴 이유다.

2년 전만 해도 필자 역시 여름철에조차 찬 수돗물로 샤워를 할 엄두를 못 냈다. 이후 냉수욕을 꾸준히 했고 가장 춥다는 올 겨울에 와이셔츠나 가벼운 티셔츠 하나에 외투를 걸치는 정도로 활동한다. 내복을 입으면 실내에 있을 때 덥고 답답하기 때문이다. 건강한 태양인 금양체질이라면 이렇게 지내야 정상이다. 그런데 자신의 체질을 모르는 대부분의 금양체질 사람들이 옷을 잔뜩 껴입고도 추위에 떤다. 태양인 금음체질 역시 냉수욕도 좋지만 추운 겨울에는 각탕법만 제대로 해도 몸에 온기가 돌아 추위를 잘 버틸 수 있다.

권도원 박사는 일제시대 말기 만주로 갔는데, 매서운 찬바람에도 모든 사람들이 두꺼운 옷과 방한모에 덜덜 떠는데 그는 보통의 옷차림으로 끄떡없었다. 이유는 그 지방에서 나는 메조로 지은 밥이었다. 함유된 영양이 볼품없는 메조였지만 태양인에게는 엄청난 에너지의 원천이었던 것이다. 태양인인 필자도 쌀밥에 김치로 충분히 건강이 유지된다. 풍요로운 식탁으로 영양이 넘치는데도 비실거리는 수천만 명의 태양인, 이래도 현대과학의 영양학만 고집하며 깨우치지 못하는가?

우리나라 국민의 태양인 비율은?

50대의 초등졸업생 동창회에 참석한 30명의 체질감별 결과 태양인이 57%였다. 여자 전체에서 태양인 비율은 85%, 남자는 35%였다. 전체 졸업생 150명에서 참석자 30명이라는 참여율, 지역적 편차, 체질별 참여성향까지 감안해도 태양인 비율이 높다. 필자가 최근에 근무한 직장의 태양인 비율은 52%였다. 다른 저명한 8체질 감별 전문가 한 분도 태양인 비율을 50~60% 정도로 보고 있다.

대개의 건강식품이 태양인에게 이롭지 않은데, 오가피, 비타민C는 효과가 뚜렷하게 나타난다. 과거 폭발적인 오가피 열풍, 비타민C 열풍은 우리 국민의 태양인 비율이 압도적으로 높다는 증거이다.

어떤 종목의 운동선수가 될 것인가는 8체질이 좌우한다

8체질 관점에서 볼 때 폐가 강한 체질은 태양인(금양체질, 금음체질) 및 소음인 수양체질 이렇게 3체질을 꼽는다. 90분을 숨가쁘게 뛰어야 하는 축구팀에 대한 감별을 했는데 실제로 이 3체질로 구성되었음을 확인했다.

8체질에 의하면 장부구조상 태양인은 육식을 하면 몸에 해롭다. 현장 축구지도자 얘기에 의하면 그들은 8체질에 대해 모르지만 그러나 경험적으로 대회기간에는 고기를 먹이지 않는다. 고기를 먹이면 선수들이 제대로 뛰지 못하기 때문이다. 축구선수는 태양인 체질이 주축을 이루고 있다는 증거이다.

2007년에 FC서울과의 친선경기를 위해 한국을 방문한 맨유의 식단을 8체질 섭생으로 조명해보면 놀랄만한 유사성을 보인다. 8체질은 태양인 및 소음인 수양체질로 더 세분한다는 점에서 세계 최고라는 맨유 식단보다 한 차원 더 높은 식단을 제공한다.

8체질 관점에서 볼 때 간은 뼈대와 근육의 형성에 관계되는 걸로 본다. 간이 강해야 뼈대와 근육이 잘 발달되어 근력이 강하다. 야구는 순간적으로 힘을 끌어내 공을 던지거나 방망이로 치는 근력운동이다. 야구팀에 대한 감별을 했는데 실제로 간이 강한 태음인(목양체질, 목음체질) 및 소음인 수음체체질이 71%를 차지했다. 간이 약한 태양인은 13%에 불과했다.

8체질에 의하면 장부구조상 태음인 및 소음인 수음체질은 육식을 하면 힘이 펄펄 난다. 현장 야구지도자들은 8체질에 대해 모르지만 경험적으로 고기를 최대한 챙겨 먹인다. 태음인은 고기를 먹어야 제대로 힘을 쓰기 때문이다. 야구선수는 태음인, 소음인 수음체질이 주축을 이루고 있다는 증거이다. 이런 식생활 때문에 야구에서 태양인 유망주는 시들어버린다.

몸으로 하는 스포츠 종목을 8체질이 좌우하듯 몸의 질병도 8체질이 좌우한다.

체질이 다르면 오장육부의 장기들 강약이 다르니 건강도 체질에 좌우된다. 태양인은 모든 음식물의 대사에 관여하는 간의 해독기능이 약하기 때문에 육식이나 가공식품을 섭취하면 독소와 노폐물이 증가되어 면역력을 훼손한다. 우리가 불량 휘발유를 사용하면 불완전 연소로 매연이 나오고 엔진이 망가지는 것과 같다.

몸이 약해지면 건강식품을 찾거나 약과 병원에 의지하게 된다. 그런데 태양인은 대부분의 건강식품이 몸에 해롭다. 건강식품을 찾을수록 건강이 더 나빠지는 악순환이다. 약과 병원 역시 간이 약한 태양인은 감당하지 못한다. 치료할수록 약으로 약한 간을 해치는 격이니 병이 병을 부르는 악순환이다.

이런 취약점 때문에 현대사회에서 건강문제로 고통받는 사람의 90%는 태양인이다. 건강문제로 고통받고 있다면 자신이 태양인인지 생각해 보라. 태양인에게 8체질이 구원의 빛이다.

중국 국가급 명의 우중차오를 능가하는 대한민국의 저력 「8체질 건강기적」

중국의 국가급 명의 우중차오가 고전 한의학서 「황제내경」을 바탕으로 「병의 90%는 간 때문이다」라는 책을 펴냈고 이 책이 우리나라에서 번역되었다. 나는 「8체질 건강기적」 원고를 마치고 나서야 우중차오의 책을 알게 되었다. 기가 막히게도 내 책의 표지에 등장하는 문구가 '왜 원인 모를 난치병의 90%는 태양인이 걸리는가?'이다. 8체질에서는 간이 약한 체질을 태양인으로 분류한다. 즉 나와 우중차오 둘 모두 간이 병의 가장 큰 원인이라 본 것이다. 우중차오는 중국 최고의 명의로서 수많은 환자들을 진료하며 확인한 것이고 나 역시 직접 체질감별을 통해 확인한 바이다.

중국의 우중차오와 한국의 8체질의학 차이는, 우중차오는 모든 환자를 동일하게 봤다. 그러나 8체질의학은 오장육부를 구성하는 각 장기의 강약서열이 체질마다 고유하게 타고나고, 그 중에서 간이 가장 약한 체질을 태양인으로 분류했다. 이렇게 체질을 8가지로 분류하고, 각 체질별로 오장육부에 대응되는 12개 경락 60개 혈자리에 침을 보/사하거나 혹은 식품/약재 섭취를 통해 치료한다.

지붕 아래 A, B, C, D, E라는 기둥이 있고, 이 중에서 어느 하나의 기둥이 흔들리면 다른 기둥도 영향을 받아 연쇄적으로 흔들린다. A를 간이라 하면 간이 약한 태양인은 A가 흔들려서 병이 왔을 것이고, 간이 약하지 않는 체질은 다른 B, C, D 중 하나가 흔들리고 이로 인해 A 즉 간으로 타격이 전이되었을 수 있다. 즉 같은 A가 흔들려 생긴 병이라도 체질마다 A, B, C, D, E 장기의 강약이 다르니 병을 다스리는 방법도 달라야 한다.

우중차이의 접근법에서 한계는, 체질마다 오장육부 강약서열이 다르고 병의 근본 원인도 다르니 치료법도 그에 맞게 적용되어야 하는데 그렇지 못하다. 또한 태양인을 별도로 분류하는 개념이 없기 때문에 태양인이 아닌 다른 체질 환자도 섞여서 치료효과를 정리했을 것이고, 따라서 어떤 체질에 좋은 효과가 있어도 다른 체질에서는 효과가 다를수 있다. 이는 같은 식품이라도 사람에 따라 혈당반응이 다르다는 와이즈만 연구소 연구결과와 같은 맥락이다.

8체질을 기반으로 한 내 책 「8체질 건강기적」은 중국 최고의 명의가 낸 「병의 90%는 간 때문이다」보다 한 차원 높다. 8체질 덕분에 이 책을 쓴 나는 권도원 박사로 인해 우리 민족의 깊은 통찰과 높은 창의성에 자부심을 느낀다. 대한민국 최고다!

8체질을 정립한 권도원 박사는 도올 김용옥이 신이라 칭송한 사람이다. 권도원 박사는 8체질로 의료 역사에서 새로운 지평을 연 사람이다.

나는 그의 8체질을 통해 건강 분야에서 아직 누구도 제기하지 않는 세계적으로 기념비적인 관점을 전하고자 한다.

왜 식이요법은 하나같이 채식위주의 식단을 제시하는가?

시중에 나도는 식이요법 서적은 하나같이 채식 위주의 식단을 제시한다. 왜 육식이 아닌 채식 위주인가? 산업화로 풍성해진 식단은 충분한 육식을 제공하고 육식이 맞는 체질은 건강관리에 유리하다. 그러나 육식이 맞지 않는 태양인 체질은 육식과 가공식품에 오래 노출되면 몸의 독소와 노폐물 증가가 면역력 훼손을 야기해 건강을 해친다. 식이요법은 자신의 체험을 위주로 기술되기 마련이고, 당연히 채식체질인 태양인 체험담 위주로 제시된다. 즉, 이러한 채식위주 식이요법 트렌드는 현대 산업화 사회 식단이 간이 약한 태양인의 건강에 위협이 된다는 것을 거듭 확인시킨다.

문제는 식이요법을 주장하는 사람마다 같은 식품이라도 그 효과는 다르게 주장한다. 환자에게 맞지 않는 식품이라도 다른 유익한 식품으로 상쇄되어 전체적인 효과가 유익하게 작용하면 다행이겠지만, 우리 몸 속에서 일어나는 생화학은 워낙 복합적이라서 안 맞는 제품을 분리해 관찰하기가 어렵다. 시중의 식이요법의 한계의 한계다. 따라서 특정 식품별로 환자에게 유익함 여부를 일관되게 제시할 수 있는 체질의 분류가 필요하다.

또 다른 문제는, 간이 약한 태양인만 병에 걸리는 것이 아닌데 무조건 채식이 권장된다. 육식체질인 태음인(목양체질, 목음체질)이 육식 위주의 식단으로 병을 고친 사례는 이 책의 제6장 체험사례 2와 6에 소개되어 있다. 육식 위주 다이어트인 '황제 다이어트'가 널리 알려진 것을 봐도 육식이 필요한 체질이 있다는 것을 알 수 있다.

위에서 문제를 제기했듯이, 채식이 맞는 사람이라도 일부 해로운 채식 식품이 있을 것이고, 채식이 해로운 체질도 있기 때문에 현재 시중에 널리 알려진 식이요법은 효과가 제한적일 수밖에 없다. 식이요법은 실패하면 알려지지 않고 묻힌다. 성공할 때만 체험담을 통해 널리 알려진다. 이런 문제를 해결하기 위해서는 특정 식품별로 환자에게 유익함 여부를 일관되게 제시할 수 있는 체질 분류가 필요하다.

왜 시중의 책이나 다른 사람의 체험담, 의사의 치료가 효과가 없는가?

집안에 명의가 있어도 왜 가족이 불치의 병으로 죽는가? 태양인체질은 약이나 수술로 면역력이 훼손되면 더 악화되기 때문이다. 결국 면역력을 살려 우리 몸이 스스로 치료하는 자연치유가 답이지만, 설령 그들이 자연치유를 택해도 시행착오를 겪다가 불행을 맞는다. 시행착오 없이 일관된 효과를 기대할 수 있는 것은 8체질의학이 유일하다.

사람마다 체질이 다르기 때문에 자신의 체질에 맞는 건강법을 택해야 한다. 다른 사람에게 효과가 있다는 것을 다 모아서 나에게 적용하면 그 중에 나에게 해로운 것이 있게 마련이다. 운 좋게 맞아떨어지면 다행이지만 그러나 나에게 딱 맞는 것만 선택할 수 있는 방법이 없다. 8체질이 개인별 맞춤식 섭생을 제공한다. 누구나 자신의 8체질을 알면 자연치유가 가능하다. 현대의학에서 봤을 때는 불가능한 치유가 8체질에서는 자연스럽게 일어난다.

왜 병원검사에서는 별다른 문제가 없는데 원인을 알 수 없는 고통으로 시달리는가?

인간의 면역기능이 제대로 작동하지 않고 자율신경이 와해되면 몸이 제멋대로 기능한다. 원인을 알 수 없는 온갖 증상이 나타난다. 이렇게 복잡하게 전개되는 생명체의 혼돈 양상은 과학이나 의학으로 설명할 수도 통제할 수도 없다. 조물주가 생명에 부여한 면역이 유일한 해답이다. 면역이 제대로 작동하면 몸 안의 의사가 스스로를 치유한다.

20대 후반의 직장여성이 극심한 두통과 하지무력증이 와서 병원 검진을 받았다. 치료를 위해서 한 번에 3천만원인 뇌수술을 몇 차례 받아야 한다는 병원측 소견을 받았다. 대전월평중학교 이백희 교장님이 감별해보니 금음체질로 나왔고, 금음체질에 맞는 섭생을 하며 오가피 3만원어치를 사서 60번 정도를 다려먹고 완치되었다.

이에 대비되는 사례가 있다. 건강에 대한 강의로 유명한 이계호 교수. 그의 딸은 대학재학 중인 22세에 유방암 초기 진단을 받았고 수술로 암세포가 깨끗이 제거되었다. 이후 큰 문제없이 건강을 회복하고 있으리라 믿었는데 순식간에 전신으로 암이 퍼져 3년만에 세상을 떠났다. 암은 결과이지 원인이 아니다. 암을 유발한 원인인 먹거리, 생활습관 등이 그대로면 암세포는 다시 생긴다. 어항의 물이 오염되어 병이 난 물고기를 치료하고 다시 그 어항으로 돌려보내면 병이 재발하는 것과 같다.

유튜브에서 '혈액건강세미나 주기환박사'라는 검색어로 영상을 찾아보라. 그는 저명한 뉴욕주립대 의대 교수다. 다음은 그의 영상에 나오는 얘기다.

69세의 이모님이 악성두통, 심각한 위 염증으로 늘 병원신세였다. 결국 부산에서 두 번째로 크다는 병원에 10일간 입원해서 온갖 검사를 다 받았다. 이 기간 투여한 약을 의사인 제가 보니 양이나 종류로 볼 때 이건 인간에게 먹일 것이 못됐다. 미국이라면 고발당한다. 이런 일이 우리나 최고수준의 병원에서는 예사로 일어난다. 그러니 멀쩡하게 병원 들어갔다 약으로 죽는다. 의사나 환자나 약으로 치료 가능하다고 믿는다. 10일간의 검사에도 불구하고 질병의 원인을 모른다. 병명도 모르고 병원에서는 이모에게 뇌수술을 하자고 한다. 이것이 대한민국의 의료 현실이다.

이런 원인 모를 증상으로 고통받는 사람은 거의가 태양인체질이다. 주기환 박사의 이모도 태양인으로 판단된다. 절망적인 난치병 환자도 8체질로 살아나는데, 주기환 박사의 이모님은 8체질감별이 제대로 되면 아주 쉽게 답을 찾을 수 있다. 병원검사로 심각한 증세가 아직 없기 때문에 태양인체질로 감별되면 며칠 내로 기적적인 증상의 호전을 기대할 수 있다. 이것이 8체질의 힘이다.

현대의학의 한계와 8체질 자연치유

인간의 몸에는 거미줄처럼 혈관이 있고 림프관 있고 이를 통해 적혈구, 백혈구, 면역에 관련된 T임파구, B임파구가 움직이는데, 체내 노폐물이나 외부에서 침입한 균에 대항해 공격하고 포획해서 제거하고 배출하는 것이 면역이다.

이 면역기능이 정상 작동하기 않아 병이 생긴다. 유전적 요인, 외부 감염, 독성이 면역기능을 훼손하는 경우는 10%에 불과하다. 나머지 90%가 생활습관이 원인이다.

물, 공기, 음식이 우리 몸으로 들어가면 대사과정에서 독소와 노폐물이 발생하는데, 이것이 모든 질병의 뿌리다. 지방이 에너지로 변환되지 않으면 고지방산, 고콜레스테롤이 되고, 단백질 대사로 요산, 암모니아가 발생한다. 당뇨는 과도한 탄수화물이나 지방의 문제다. 비만, 지방간, 동맥경화, 고혈압이 모두 음식이 근본 원인이다. 우리가 받는 건강검진은 이런 여러 가지 노폐물 수준을 알아내려는 것이고, 그 결과로 치료 여부가 결정된다.

이 증상들에 대해 현대의학은 약과 수술로 치료한다. 면역기능이 작동하지 않으니 약 말고는 달리 선택의 여지가 없다. 문제는 태양인체질의 경우 이 치료가 면역력을 더욱 훼손시켜 더 큰 병을 부른다는 것이다. 늑대 피하려다 호랑이 만나는 격이다. 암 등 난치병을 앓고 있는 사람들은 대부분 태양인체질이다. 내 고교 동기들 중 난치병으로 세상을 떠난 친구들은 모두 태양인체질이다. 태양인이 자신의 체질을 모르고 살면 죽을 때까지 건강식품과 약을 찾으며 병원을 들락거리다가 돈만 낭비하고 불행한 결말을 맞는다.

면역력을 살려 몸이 스스로를 치유하는 자연치유가 답이라는 것은 뛰어난 의사가 아니라도 면역을 이해하는 사람이라면 누구나 수긍한다. 문제는 자연치유가 운 좋으면 살고 대부분 실패로 끝난다는 것이다. 이유는 사람마다 체질이 다르니 접근법도 달라야 하는데 남이 효과를 봤다니까 무작정 따라 하기 때문이다.

역사이래 환자에게 자연치유력을 발동시키기 위한 수많은 시도가 있었지만 모든 사람에게 적용될 수 있고 누가 적용해도 동일하게 작동되는 방법은 정립하지 못했다. 그런 불가능해 보이는 일을 권도원 박사가 8체질로 해냈다. 8체질은 각 체질에 맞는 침법과 섭생을 통해 인간의 면역력을 회복시키고 작동시켜 몸이 스스로를 치유케 한다.

기적을 부르는 8체질 섭생
음식에서 영양소가 아날로그라면 음식에서 음양오행은 디지털이다. 생명체는 아날로그의 신체와 이를 음양오행으로 조절하는 디지털의 경락으로 구성된다.

음식의 음양오행과 내 몸의 음양오행이 서로 보완적일 때 제2순환계인 림프관과 제3순환계인 경락(=프리모관)이 제 역할을 수행해 제1순환계인 혈관의 면역력 강화로 자연치유가 작동하고 건강이 유지된다.

제3순환계인 디지털의 경락과 제1순환계인 아날로그의 신체는 주종의 관계다. 사람은 탄생하는 순간부터 8체질이라는 디지털을 축으로 아날로그인 신체가 종속된 구조로 형성됐기 때문에 내 8체질의 고유한 음양오행 강약서열에 반대되는 음양오행 서열을 가진 식품을 섭취하면 몸에서 필요로 하는 아날로그적 영양소는 저절로 충족된다.

왜 병이 나는가? 각 체질 고유 음양오행 상태를 무시하고 종의 위치에 있는 영양소를 주인 위치에 놓고 식품을 잘못 선택해 체질 고유의 음양오행의 상태가 와해되어 면역력이 약해졌기 때문이다. 음식으로 생긴 병이니 음식으로 바로 잡아줄 수 있다.

현대의학은 제1순환계인 혈관 기반이니 종인 아날로그 기반 치료다. 8체질은 제3순환계인 경락 기반이니 주인인 음양오행 기반의 치료다. 면역력 약화로 인한 원인모를 증상을 현대의학이 대처하지 못하는 이유다. 현대의학은 이제 막 제2순환계인 림프관을 이용한 치료에 첫발을 내디뎠다. 수백 년이 흐르면 현대의학이 제3순환계 경락에 첫발을 내디딜까? 8체질은 현대의학에게는 수백 년 후의 미래이니 평범한 사람도 8체질을 알면 현대의학의 천재/수재 전문가보다 우위에 있다. 마치 총을 가진 평범한 현대인이 일당백의 옛 로마검투사를 제압할 수 있는 것에 비유된다.

원인 모를 증세로 14년간 심각한 건강문제를 겪으며 가슴에 돌이 박혀있는 듯 숨쉬기도 힘들어 전화통화마저 어렵고 겨우 엄지손가락 두 개 움직일 힘만 있다는 분을 안타까운 마음에 페이스북 메신저로 상담을 해줬다. 어머니는 괜찮나 물었더니 역시 건강이 심각한 상태다. 건강문제는 가족단위로 발생하기 때문에 필자가 물어본 것이다.

단 한번의 간단한 메신저 상담만으로 그 페친과 그의 어머니 건강을 되찾을 수 있는 실마리를 찾았다. 하루 하루 차도를 보이며 한 달 이내에 기적 같이 차도를 보일 것이라 확신한다. 메신저상으로 정확히 8체질을 파악해줬고, 이제 그 체질의 음양오행을 감안해 식품으로 조절하면 된다. 난 의사도 아니고 치료 관련한 일에 종사하지도 않는다. 단지 2년 전 8체질을 배웠고, 그 경이로움을 깨달아 책을 출간했다.

건강문제를 겪고 있는 대부분의 사람들이 이렇게 쉽게 8체질로 건강을 되찾을 수 있다. 면역력 훼손으로 인해 생기는 치명적 몸의 이상 증세는 암으로 판정되기 전에는 병원검사로 잡히지 않는다. 오장육부 불균형 심화가 면역력 훼손의 원인이니 그 사람이 가지는 음양오행의 성질을 파악하고(8체질감별을 의미) 음식이 가지는 음양오행의 기운으로 장부불균형을 완화하면 몸이 스스로 기적 같은 치유를 시작한다.

그렇다고 8체질감별이 쉬운 일은 아니다. 서울에서조차 8체질전문한 의원이라도 제대로 감별하는 곳을 찾기가 쉽지는 않다. 필자의 경우는 아주 예외적인 감각을 가진 경우에 해당한다.

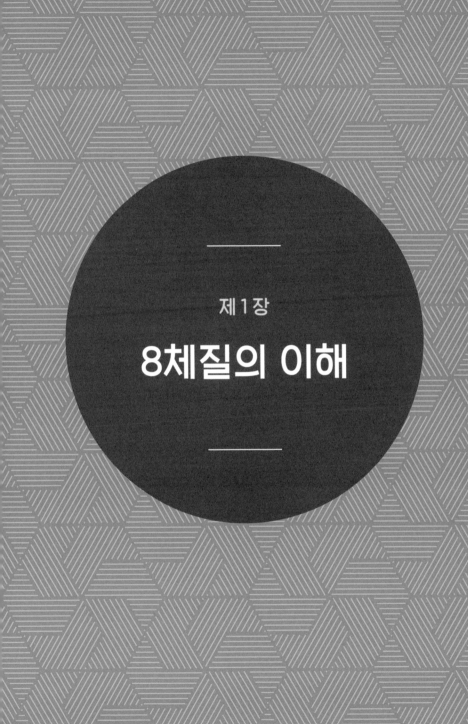

제 1 장

8체질의 이해

'체질을 아는 것이 곧 하늘의 뜻을 아는 것이다'

우주 만물은 음양오행의 원리가 스며있다. 인간의 생명도 음양오행의 원리로 작용한다. 이런 추상적인 개념을 이론적으로 정립한 것이 주역이고 우리 조상들 삶에 사주는 큰 자리를 차지했다. 결혼에는 남녀의 사주로 적합한 짝인지 여부를 결정했다.

문제는 그 음양오행이라는 것이 물리적으로 혹은 현상적으로 오감을 통해 확인할 수 없다는 한계가 있었다. 믿으면 그럴듯한 거고 믿지 않는 사람에게는 웃음거리에 불과하다. 오감으로 확인할 수 없으니 나에게도 그다지 의미가 없었다.

음양오행의 원리를 의학적 프레임으로 정립한 것이 8체질이다. 나는 8체질을 배웠고, 8체질을 통해 우주 만물의 섭리인 음양오행의 현상을 직접 체험했다. 8체질궁합은 부부와 자녀의 건강에 엄청난 영향을 미치고, 사람과 식품이 음양오행의 기운으로 서로 작용해 건강을 좌우하는 것을 체험했다. 오장육부에 대응되는 12개 경락 오행(목화토금수)의 혈자리 보/사로 오장육부의 기운을 조절해 기적 같은 질병의 치료를 경험하기도 했다.

사람마다 오장육부의 강약이 다른데, 이를 8가지로 분류한 것이 8체질이다. 8체질의학은 침법과 체질에 맞는 섭생을 통해 오장육부 장기 간에 불균형을 바로 잡아 면역력을 높여서 자연치유를 이끈다. 8체질을 통해 우리 몸이 스스로를 치료하는 힘을 일깨우면 현대의학에서 치료 불가능한 난치병도 극복된다.

8체질은 건강과 신체적 특징을 좌우하고 성격과 지적인 면에 영향을 미치기 때문에, 우리가 어떤 종목의 운동선수가 되느냐, 어떤 직업을 갖느냐, 어떤 질병에 걸리느냐에 지대한 영향을 미친다.

1. 8체질분류와 오장육부 강약 서열

체질		오장육부의 강약 서열				
태양인 (금체질)	금양체질	폐·대장 (金) >	비·위 (土) >	심·소장 (火) >	신·방광 (水) >	간·담 (木)
	금음체질	폐·대장 (金) >	신·방광 (水) >	비·위 (土) >	심·소장 (火) >	간·담 (木)
소양인 (토체질)	토양체질	비·위 (土) >	심·소장 (火) >	간·담 (木) >	폐·대장 (金) >	신·방광 (水)
	토음체질	비·위 (土) >	폐·대장 (金) >	심·소장 (火) >	간·담 (木) >	신·방광 (水)
태음인 (목체질)	목양체질	간·담 (木) >	신·방광 (水) >	심·소장 (火) >	비·위 (土) >	폐·대장 (金)
	목음체질	간·담 (木) >	심·소장 (火) >	비·위 (土) >	신·방광 (水) >	폐·대장 (金)
소음인 (수체질)	수양체질	신·방광 (水) >	폐·대장 (金) >	간·담 (木) >	심·소장 (火) >	비·위 (土)
	수음체질	신·방광 (水) >	간·담 (木) >	심·소장 (火) >	폐·대장 (金) >	비·위 (土)

태양인, 소양인, 태음인, 소음인 여부는 유전된다. 그러나 사상체질에서 다시 8체질로 세분되는 것은 다를 수 있다. 예를 들면, 부모 한쪽이 태양인 금양체질이면 자식은 금양체질 혹은 금음체질이 될 수도 있다.

2. 8체질의 원리와 장부 불균형

(1) 8체질의 원리와 장부 불균형
금양체질의 장부 서열

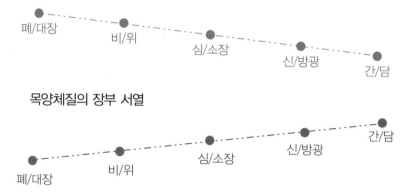

목양체질의 장부 서열

위 그림은 금양체질과 목양체질의 오장육부(줄여서 장부라 한다)의 강약을 표시한 것이다. 선의 기울기에서 높은 쪽이 강한 장기이고 낮은 쪽이 약한 장기를 의미한다. 금양체질은 폐와 대장이 가장 강한 장기이고, 간과 담이 가장 약한 장기이다. 목양체질은 금양체질과 정반대이다. 선의 기울기에서 보는 바처럼 사람은 태어날 때부터 오장육부 각장기의 강약이 다르니 타고난 불균형 상태이다.

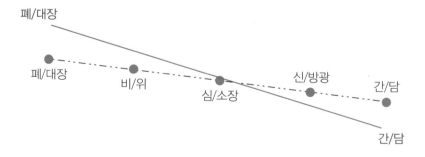

위 그림의 금양체질을 예로 들면, 살아가면서 부실한 식생활이나 외부의 영향으로 타격을 받으면 이 기울기가 더 가파르게 된다. 즉, 강한 장기인 폐/대장이 더 강해지고, 약한 간/담이 더 약해진 상태다. 이로 인해 인체는 면역력이 저하되고 몸의 기능이 떨어져 병에 걸리게 된다. 이 기울기의 상태를 얼마나 줄이느냐가 자연치유의 핵심이다.

예를 들면, 금양체질이 감기가 걸리면 약을 먹는다. 감기바이러스는 약으로 소멸되지 않고 그대로이고, 다만 감기로 인해 발생하는 증상들을 일시적으로 완화시킬 뿐이다. 약으로 인해 이 기울기가 더 기울어 면역력이 약지면 몸이 감기바이러스를 몰아내는 것이 늦춰진다.

그런데 약 대신 포도당주사를 맞게 되면 약한 간이 강한 기운을 받게 되어 장부의 기울기가 완화되면서 면역력이 증강되고 이로 인해 우리 몸은 감기바이러스를 더 빨리 몰아낼 수 있다.

(2) 포도당주사로 본 사례

▶ 포도당주사로 간이 기운을 받아 장부 불균형이 완화되고 기적적으로 회생한 사례

포도당 주사는 최고의 영약 : 건강했던 70대 노신사가 중풍으로 쓰러져 절망적인 상태로 중환자실에 입원했다. 치료가 불가능하고 살아날 가능성이 없어 단지 포도당주사만 맞으며 생명을 이어갔다. 그런데 서서히 몸이 회복되기 시작하더니 기적적으로 건강을 되찾았다. 병원에서는 불가사의한 일로 생각했다. 그 노신사에게 이 얘기를 듣고 권도원 박사가 체질감별을 했더니 금양체질로 나왔다. 금양체질은 오장육부에서

간이 가장 약한 장기인데 포도당을 계속적으로 혈관에 주입함으로써 그 결핍이 보완되어 중풍에서 회복한 것이다. 금양체질에게 채식을 권장하는 이유도 채소에 포도당이 풍부해서 간에 힘을 주기 때문이다.

▶ 포도당주사로 장부의 불균형이 심화되어 죽음에 이른 사례

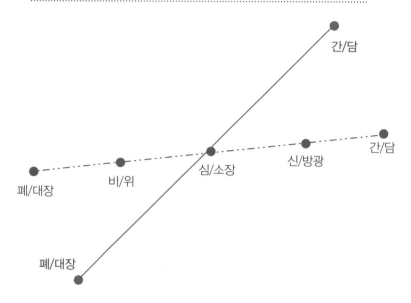

포도당 주사는 치명적 독약 : 도올 김용옥의 아버지는 목양체질로서 간/담이 강하고 폐/대장이 약한 체질이다. 정상적인 상태의 장부불균형의 정도는 검정색 선이다. 도올의 아버지는 은퇴한 의사였는데 천안에 있는 옛날 고가를 둘러보러 갔다가 서울 집에 돌아오는 길에 감기기운이 느껴져 제자인 영동세브란스병원 원장을 찾아가 포도당주사를 맞았다. 10분 후 눈을 감았는데 영양을 공급하기 위해 계속 포도당주사를 맞았고 이후 9일 동안 눈을 뜨지 못했다. 9일째 되는 날까지 살

아날 기미가 보이지 않아서 병원에서는 환자를 집으로 데려가라 했고, 집에 와서 운명했다. 포도당주사로 인해 강이 기운이 강해져 장부의 불균형이 심화되어 몸이 제 기능을 하지 못한 것이다.

이 소식을 듣고 찾아간 권도원 박사가 흰 보에 덮인 고인의 맥을 짚어봤더니 뛰고 있었다. 맥이 뛴다는 것은 무엇인가 중독이 되어 쓰러진 거라 판단해 권도원 박사는 해독을 위한 8체질 침법을 적용해서 살려냈다.

목양체질은 오장육부에서 간이 가장 강한 장기인데 포도당을 계속적으로 혈관에 주입함으로써 간이 극단적으로 힘을 받아 쓰러진 것인데, 포도당주사를 멈추지 않고 반대로 계속 주입하다 보니 결국 숨을 거두게 된 것이다. 목양체질이 채식 위주의 식사를 피해야 하는 이유는 채소에 포도당이 풍부해서 간으로 힘이 쏠려 균형을 깨기 때문이다. 전 서울대 해부학 교수였던 이명복 박사에 의하면 목양체질로 판단된 사람이 병원치료를 위해 포도당주사를 맞으면 영락없이 그 치료에 실패했다고 한다. 물론 목양체질이라도 나이나 건강 상태에 따라 포도당주사의 피해가 다를 수 있는데, 젊어서 건강하고 면역력이 강할수록 피해가 덜 할 수도 있다.

간/담이 강한 태음인(목양체질, 목음체질)은 막걸리를 마시면 배가 부르다고 느끼고 또한 다음날 숙취로 뒤끝이 좋지 않기 때문에 8체질을 모르는 사람들도 본능적으로 막걸리, 포도주를 피한다. 쌀로 빚은 막걸리는 탄수화물이 풍부하고 마시면 대사를 거쳐 포도당으로 변해 태음인의 강한 간이 더 강해져 포만감을 주고 장부 불균형이 심화되어 몸도 무거워진다.

포도당의 예에서 볼 수 있는 바처럼, 체질에 따라 장부강약이 다르기 때문에 같은 식품도 사람에 따라 독이 될 수도 있고, 반대로 보약이 될 수도 있다.

태양인은 간이 약하기 때문에 포도당이 필요하고 이런 생리적인 필요가 따라 탄수화물을 소화시키는 아밀라제가 잘 분비된다. 반찬 없이도 쌀밥 한 그릇을 비우는 사람은 간이 약하고 위장이 강한 금양체질로 봐도 무방하다.

반면에, 태음인 체질은 간이 강하기 때문에 포도당 필요량이 상대적으로 적기 때문에 아밀라제가 적게 분비되어 본능적으로 쌀밥을 적게 먹고 대신 고기나 다른 반찬으로 손이 많이 간다. 육고기는 금(金)에 해당하는 대장에 기운을 주니 대장이 약한 태음인에 이롭고, 더욱이 고기를 소화시키기 위해서는 간과 담이 노동을 해야 하니 강한 간/담을 사하는 효과로 상대적으로 폐/대장이 기운을 차려 장부의 불균형이 완화되니 태음인의 면역력이 증강된다. 이에 비해 태양인은 육고기 소화를 담당하는 간/담이 약하고, 더욱이 육고기가 강한 폐를 더 강하게 해서 장부 불균형을 심화시키니 태양인은 육고기를 피해야 한다.

▶ **포도당주사로 효과를 봤다는 태양인체질의 체험담을 소개한다**

필자가 20대 후반에 한국쓰리엠에 재직할 때 여름철에 상한 게장을 먹고 직원들 일부가 배탈이 났다. 다른 직원들은 그리 심하지 않았지만 필자는 유독 심해 병원에 가서 포도당주사를 맞았고 얼마 지나지 않아 언제 그랬냐는 듯이 자리를 털고 일어나 사무실에 돌아와 근무했다. 필자는 간이 가장 약한 장기에 해당하는 금양체질이고 그 당시 간의 상태가 좋지 않기 때문에 식중독 증세가 심했는데, 포도당주사로 인해 간이 기운을 받아 쉽게 회복한 것이다.

포도당주사 체험담 1

저는 태양인 금양체질로 감별받고 체질식 시작한지 한 달 되었습니다. 과로와 스트레스로 면역력이 떨어진 상태였는데 8체질 섭생으로 점차 나아지는 중이었습니다.

그런데 독감주사를 맞고 나서부터 감기기운에 계속 시달리다가 3일 전부터 감기증상이 엄청 심해졌습니다. 두통에 열나고 눈도 아프고 콧물은 끊임없이 나오고 목도 붓고 기침도 나왔습니다. 태양인체질은 약이 좋지 않다 하길래 버티다가 너무 아파 안 되겠다 싶어 다음날 동네 내과에 가서 포도당주사를 맞았습니다.

30분간 맞고 집에 도착했을 때는 별다른 차도를 느끼지 못했는데, 누워서 10분 정도 쉬고 있을 때 '어~ 이제 안 아픈가?'라는 생각이 들어 몸을 일으켜보니 두통이 사라졌고 콧물도 나지 않고 기침도 나지 않았습니다. 너무너무 신기했어요. 하루종일 신기하다는 말을 입에 달고 다녔습니다.

포도당주사 체험담 2

저는 태양인 금음체질입니다. 위경련으로 실려가서는 응급실에서 포도당주사 맞고 나오는데 꼭 꾀병부린 사람같다는 생각을 하면서 발걸음이 날아갈 것 같은 기분을 생전 해봤답니다.

포도당주사 체험담 3

저는 태양인 금음체질입니다. 안 좋은 음식 먹고서 편두통이 심하고 산소공급이 안 되는 듯하고 아무 것도 먹지 못할 때 포도당주사를 맞고 나면 몸이 가볍습니다. 체질을 모를 적에는 아미노산 영양제 주사를 맞으면 한기가 들고 힘들었거든요. 신기합니다.

포도당 주의 사항

1) 아프면 포도당주사를 맞아야 하겠지만, 평소 면역력을 잘 유지해 아프지 않도록 하는 것이 중요하다.

   젊어서 부실한 몸 관리로 인해 필자만큼 몸이 취약한 사람도 없다. 그러나 필자는 일년에 한 번 감기 걸릴까 말까 하는 정도이고 주위사람에게서 감기를 옮아와도 하루 이틀 정도 약간 열이 나는 듯 하다가 포도당주사 없이도 쉽게 회복한다. 평소 건강관리를 잘 하기 때문에 몸이 감기바이러스를 스스로 물리칠 면역력이 유지되는 것이다. 이 책을 잘 이해하고 실천하면 누구라도 건강을 누릴 수 있다.

2) 순수하게 100% 포도당액만 맞아야 하는데, 병원에 가면 포도당액에 다른 영양제를 넣으려고 한다. 먼저 분명하게 아무 것도 넣

지 말고 순수 포도당 100%여야 한다고 말해야 한다. 그리고 혈관으로 잘 스며들도록 먼저 혈관확장주사를 놓는 경우도 있는데 이것도 단호히 거절해야 한다. 관철되지 않으면 그냥 나와서 다른 병원을 찾는다. 태양인에게 이런 저런 영양제나 주사는 득보다 실이 더 크다.

의사가 강력 주장하면 환자 입장에서 대개 어쩔 수 없이 후퇴하고 비타민을 투여하되 항생제, 스테로이드는 넣지 않는 정도로 타협을 보게 된다. 그리고 5만원 정도가 청구된다. 포도당주사만 맞는 경우는 1만원을 넘어가지 않는다. 환자의 입장에서는 포도당 이외의 성분이 해가 되니 피하려 하지만, 의사의 입장에서는 4만원 수입 차이가 난다.

3) 태양인은 효과가 좋지만, 태음인은 포도당주사로 큰 화를 당할 수 있다. 면역력이 약한 태음인 환자는 포도당주사를 맞게 되면 회복이 더디고, 심하면 수술 중에 죽을 수도 있다.

4) 포도당주사(포도당수액, 링거) 용량은 200ml, 500ml가 일반적이고, 포도당함량은 5%와 10%가 일반적이다. 포도당수액은 무색인데, 비타민B가 첨가되면 노란색을 띄는데 태양인 금양체질은 특히 비타민B를 포함하지 않도록 주의한다.

3. 사상체질과 8체질은 감별의 차원이 다르다

12개 경락 오수혈의 보/사로 오장육부의 장기 강약을 조절하면 자연치유 메커니즘이 작동한다

8체질이 사상체질과 다른 점은, 8체질은 오장육부에 대응되는 12개 경락 상의 오수혈(목화토금수의 5개 혈자리)을 침으로 사하거나 보하는 식으로 오장육부의 강약을 조절해 병을 다스리지만, 사상체질은 단지 약재의 반응이나 생김새만으로 체질을 구분할 뿐이고, 체질에 상응하는 침법이 없다. 따라서 8체질은 제대로 적용하면 일관성 있게 동일한 감별결과가 나오지만, 사상체질은 체질마다 일관되게 생체적으로 나타나는 반응 기준이 없기 때문에 감별을 받는 사람의 현재 건강 상태와 개인적 특성에 따라 반응이 좌우되므로 감별하는 시점마다 그리고 감별하는 한의사마다 다른 결과가 나온다.

8체질에 의하면, 각 경락은 오장육부의 특정 장기에 대응된다. 예를 들면, 간은 간 경락에 대응되고, 폐는 폐 경락에 대응되는 식이다. 각 장기는 고유한 파동을 갖는데, 색깔 역시 고유한 파동을 갖는다. 간의 파동과 파랑색의 파동은 같다. 따라서 간에 대응되는 간 경락에 파랑 테이프 조각을 붙이면 간의 파동과 파랑색이 갖는 고유 파동이 간경락을 통해 전달되어 서로 반응하는 공명현상을 보인다. 폐의 파동과 흰색의 파동은 같다. 따라서 폐 경락에는 흰색 테이프를 적용한다.

병을 치료하기 위해서는 각 장기에 대응되는 경락에 보하거나 사하는 침을 놔서 치료하는데, 위와 같은 색깔의 공명현상을 이용해 침 대신 각 경락에 삼각형 테이프 조각을 붙여서 8체질침법을 적용하기도 한다. 침을 순방향으로 해서 보하거나 역방향으로 해서 사하는 것처럼, 삼각형 테이프도 방향을 특정해 침처럼 보하고 사한다. 테이프 대신 칼라펜으로 화살표를 역방향 혹은 순방향으로 칠해서 8체질 침법을 적용해도 효과가 있다.

경락에서 특정 색깔을 받아들이는 정도는 체질마다 다르다. 폐 경락에 폐와 파동이 같은 흰색 펜을 칠하는 경우 폐가 강한 태양인은 잘 칠해지지 않는데, 태양인은 폐의 기운이 강하기 때문에 폐 경락에서 흰색을 밀어내기 때문이다. 폐가 약한 태음인은 진하게 잘 칠해진다. 간 경락에 간과 파동이 같은 파랑 펜을 칠하는 경우 간이 강한 태음인은 잘 칠해지지 않는데, 간이 약한 태양인은 진하게 잘 칠해진다.

8체질 침법을 적용할 때 태양인은 강한 폐의 기운을 사하기 위해(억누른다는 의미) 오행(목화토금수)에서 폐에 해당하는 금의 혈자리를 사한다. 태양인 금양체질의 경우 장부의 강약 서열이 폐/대장 〉 비/위 〉 심/소장 〉 신/방광 〉 간/담의 순서인데, 서열상 가장 강한 장기인 폐를 사하면 약한 장기로서 억눌린 상태인 간의 기운이 솟기 때문에 오장육부의 불균형이 완화되어 면역력이 강화된다. 즉 강한 놈을 눌러 약한 놈의 기를 살리는 식이다.

색깔도 같은 원리로 작용한다. 색깔이 갖는 고유의 파동 때문에 의복, 벽지, 침구, 선글라스 등이 무슨 색이냐에 따라 우리 몸이 보이는 반응도 다르다. 폐와 파동이 같은 흰색은 폐의 기운을 증폭시킨다. 폐의 기운을 눌러야 간의 기운이 살아나는 태양인은 흰색이 폐의 기운을 상승시켜 간의 기세를 짓누르는 격이 되고 오장육부의 불균형이 심화되어 면역력이 약화된다. 폐가 약한 태음인에게는 폐의 기운을 상승시키는 흰색이 좋다. 태양인은 간의 기운을 상승시키는 파랑색이 좋다.

어린아이가 밤에 자려는데 놀라고 경기를 해서 잠을 못 이뤄 권도원 박사에게 데려왔다. 권 박사가 벽지의 색깔을 물었더니 푸른 색깔이라 했다. 간이 강한 태음인 아이인데 푸른 색이 더욱 간의 기운을 솟구치게 해 문제가 된 것이다. 붉은 색깔의 방으로 아이를 옮겨 재웠더니 잠을 잤다. 간이 강한 태음인은 브라운 색깔의 안경을 끼면 괜찮은데 그린이나 블루 색깔을 끼면 좋지 않다. 반대로, 태양인은 브라운 안경을 쓰면 점점 눈이 나빠진다.

모든 물질은 이렇게 파동, 음양 그리고 목화토금수라는 오행의 값이 다르기 때문에 우리의 오장육부에 미치는 영향도 다르다.

4. 8체질 섭생 의미

(1) 식품의 음양과 오행 그리고 귀경

위에서 포도당을 예로 들어 장부의 불균형과 병을 치료하는 면역력의 관계를 설명했다. 포도당은 간에 기운을 줘서 태양인의 면역력을 강화시키고, 반대로 태음인은 강한 간이 기운을 받아 더 강해져서 장부의 불균형이 심화되어 면역력이 훼손된다는 식으로 설명했다.

한의학적으로 식품이 '냉하다(음)'는 것은 그 음식을 먹으면 속을 차게 한다는 것이고, '온하다(양)'는 것을 그 반대를 의미한다. 예를 들어, 강한 양에 해당하는 현미잡곡밥을 먹으면 양체질에 해당하는 소양인(토양체질, 토음체질)이나 태양인(금양체질, 금음체질)은 속을 긁는 듯해서 해롭고, 음체질에 해당하는 태음인(목양체질, 목음체질) 및 소음인(수양체질, 수음체질)에는 음양의 조화로 건강에 이롭다. 메밀 국수의 원료인 메밀은 냉한 성질이라 양체질인 태양인에게 맞다. 그 체험담 한 토막을 인용한다.

"저는 태양인이지만 추위를 타서 절대 냉모밀, 냉수욕 안 하는데, 한 번 시원한 거 먹어보자 하고 냉모밀 시켰는데 오히려 소화가 잘되고 기분이 좋았어요. 너무 신기했어요."

태양인은 대체적으로 온한 뿌리식품보다 냉한 푸른 잎 채소가 좋고, 태음인은 반대로 냉한 푸른 잎 채소보다 온한 뿌리식품이 좋다. 녹차는 냉한 식품이지만 태양인 중에서 금음체질은 비/위가 약해 냉증이 찾아올 수 있는데, 그럴 경우 속을 긁는 듯한 느낌이 들고 좋지 않다. 그러나 여러 가지 유익한 약리적 작용이 있기 때문에 소량이라면 체질 불문하고 마실 수 있다. 태양인 금음체질, 태음인, 소음인은 녹차를 온한 뿌리식품과 함께 마시면 녹차의 냉함을 완충하고 녹차의 유익함을 취할 수 있다. 내가 아는 분은 금음체질인데 감식초와 녹차를 마시고 몸의 사마귀를 치료했다.

태양인, 소양인에게는 음적인 식품, 즉 냉한 성질의 식품이 체질에 맞지만 건강이 나빠 속이 냉한 상태에서는 상추, 참외처럼 태양인에 좋은 식품이라도 섭취량이 많으면 설사를 할 수도 있다. 건강의 회복에 따라 점차 양을 늘리면 된다.

모든 식품은 이렇게 음/양이 구분되고, 포도당의 예에서처럼 목화토금수(木火土金水) 오행의 기운이 있다.

특정 식품이 오장육부의 특정 장기에 기운을 주는 것을 한의학 용어로 귀경(歸經)이라 한다. 8체질 섭생은 식품의 온하냐 냉하냐의 음/양과 목화토금수 오행 중 주 기운이 뭐냐를 따져서, 해당 체질에서 약한 장기에 기운을 주는 식품을 유익한 식품이라 하고, 강한 장기에 기운을 주는 식품을 비유익 식품으로 분류하는 식이다. 즉 약한 장기에 기운을 주면 장부의 불균형이 완화되어 면역력이 강해지니 유익하고, 강한 장기에 기운을 주면 불균형이 심화되어 면역력이 약해지니 유익하지 않다.

이러한 원리를 토양체질과 수양체질을 예로 들어 아래에 설명하겠다.

토양체질의 장부 서열

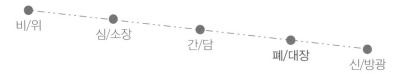

수양체질의 장부 서열

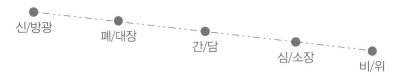

(2) 종합비타민제가 해로운 이유

위의 그림에서처럼 소음인(수양체질, 수음체질)은 비/위가 강약 서열상 가장 약한 장기이기 때문에 비타민 B_1, B_2는 평생을 투여해도 부작용이 없고 건강에 도움이 되지만, 소양인(토양체질, 토음체질)과 태양인 금양체질은 비/위가 강한 장기이기 때문에 과잉증과 같은 거부현상이 나타난다. 장부 강약 서열에서 비/위가 약한 장기인 태음인 목양체질, 태양인 금음체질에게도 좋을 수가 있다.

비타민E는 시장기능을 돕는 물질이 있으므로 신장이 약한 소양인(토양체질, 토음체질)에게 유익하며 불임증 치료에도 효과가 있다. 신장이 상대적으로 약한 소양인(토양, 토음체질), 금양체질, 목음체질도 비타민 E가 유익하며, 그 이외의 체질은 비타민E를 필요로 하지 않으며 불임의 원인도 다르기 때문에 불임이 있더라도 섭취를 피한다.

태음인(목양, 목음체질)이 비타민 A, D를 섭취하면 폐를 강하게 하고 간을 억제하기 때문에 건강에 좋지만, 태양인(금양, 금음체질)은 소량으로도 몸에 해를 끼친다.

이같이 특정 비타민이 필요한 사람이 있고, 전혀 특정 비타민이 필요하지 않는 사람이 있다. 여러 가지 비타민이 골고루 포함된 종합비타민제는 태양인뿐 아니라 어느 체질이나 피해야 한다. 자기 체질에 필요한 비타민이라면 평생 복용해도 비타민 과잉이 문제가 되지 않는다.

(3) 8체질 섭생의 의미

식품은 한의학적으로 온하냐(양적 성질) 냉하냐(음적 성질)와 그 식품의 오행에서 주가 되는 기운이 내 체질의 약한 장기에 기운을 주는 식품을 택하는 것이 좋다. 그러나 뜨거운 물도 찬물에 섞이면 온도가 중간으로 완충이 되듯이, 비체질 식품이라도 체질 식품과 섞이면 완충하는 식으로 상호작용한다. 가령, 고구마는 태양인이나 소양인에 맞지 않는 비체질 식품이고, 신 배추김치는 태음인에 이롭지 않는 비체질 식품이지만, 고구마와 신 배추김치를 같이 먹으면 서로 완충해주기 때문에 어느 체질이나 무난하다. 냉한 성질의 돼지고기를 온한 생강에 재워 먹는 방법도 이런 상호 완충의 의미이다. 모를 때는 여러 가지 골고루 먹는 것도 한 방법이다.

약재나 보양음식이 문제지 일반 음식은 비체질 음식이라도 오랫동안 상복하지 않으면 크게 해가 되지 않는다. 다만, 비체질 음식은 몸에서 처리하는데 부담스럽거나(태양인의 경우 육고기나 튀김류), 음/양이 맞지 않거나(태양인에게 온한 뿌리 음식, 현미), 강한 장기를 너무 강하게(태양인의 경우 도라지가 강한 폐를 더 강하게 함) 하기 때문에 체질음식과 곁들이거나, 빈도수 및 양을 줄이는 지혜가 필요하다.

배추김치는 태양인에 유익한 주재료인 배추가 대부분을 차지하고 소량이지만 여러 가지 비체질 양념이 한데 어우러져 발효되어 태양인체질에는 최고의 식품이 된다. 옛날 왕이 내리던 사약은 부자라는 약재로 제조하는데, 부자는 극소량을 다른 약재와 제대로 조합해 사용하면 생명을 살리는 귀한 약재이다. 김치도 같은 맥락으로 양념류에 들어가는 여러 가지 비체질 부재료들이 주재료인 배추와 어우러져 발효되어 태양인에 유익한 음식이 된다. 사람이 오행의 기운을 다 가지고 있지만 그 오행의 기운 중 대표되는 기운이 영향을 미치듯이 재료의 조합이 어떤 대표기운을 띠느냐가 관건이다.

한약재의 배합도 이런 원리가 작용한다. 단일 재료로는 체질에 맞지 않아도 여러 가지 약재가 배합되는 처방은 단순한 더하기 빼기 개념이 아닌 곱하기 나누기 그리고 그 이상의 개념으로, 화학적 변화의 고차원적 영역이다. 닭고기가 상극인 토양인체질이 닭고기에 소주를 넣어 푹 고아먹고 쑤시던 무릎관절이 10년 넘게 괜찮았다는 것도 이런 맥락이다. 소양인(토양체질, 토음체질), 금양체질에 해롭다는 파김치가 입맛에 땅기면 다른 체질음식을 곁들여 맛있게 먹으면 된다. 과하지 않다면 골고루 먹는데 주저할 필요가 없다.

먹음직스런 귤이 눈앞에 있다. 8체질 섭생표를 보니 금양체질과 소양인체질에 좋지 않다. 먹어야 하나? 민감한 환자가 아니라면 귤 몇 개가 장부 불균형을 심화시키는 않는다. 이 때는 귤이 주는 영양이 우선이다. 다만 비체질 식품을 충분히 먹고 싶을 때는 민감도를 완화하기 위해 빈 속에 먹기보다 식후나 다른 음식과 함께 먹는 것이 좋다.

그러나 여러 가지 재료로 요리한 음식의 음양오행이 내 체질의 기운과 맞아도 그 재료 중에 내가 소화시키기 힘들거나 독소와 노폐물을 많이 발생시키면 건강에 해가 된다. 태양인체질에는 육고기, 튀김류 등이 그러한 예이다. 체질에도 맞고, 소화에도 문제가 없더라도 섭취량이 많으면 발생하는 독소/노폐물도 비례해서 늘어나니 그 음식으로 얻는 유익함과 독소/노폐물로 가하는 부담이 균형점을 이루는 식사량을 찾아야겠다.

(4) 술과 안주궁합
앞에서 식품의 음양(냉하냐 온하냐 여부) 오행에 따라 어떤 체질에 좋냐 나쁘냐에 대해 논했다. 술이 온하냐 냉하냐에 따라 반대되는 안주를 택해야 음양이 맞다. 술과 안주의 궁합은 아래 표와 같다.

선택한 술	양적인 안주 선택 : 매콤한 짬뽕, 닭, 아귀탕	음적인 안주 선택 : 생선회, 과일, 기름진 중국요리, 돼지고기

고량주 : 가장 양적이다	매우 나쁨(태양인에게 최악, 입과 식도가 불타는 느낌)	아주 좋다
양주 : 매우 양적이다	매우 나쁘다	아주 좋다
소주 : 매우 양적이다	매우 나쁘다	아주 좋다
막걸리 : 약간 음적이다	괜찮다	별로다
맥주 : 매우 음적이다	좋다(치맥좋다)	매우 나쁘다

소고기는 적당히 양적이라 모든 술에 무난하다. 음적인 맥주에는 마른 안주가 어울린다

(5) 술과 체질궁합
내 체질과 술의 궁합은 음양 오행이 고려되어야 한다.

	금양	금음	토양	토음	목양	목음	목양	수음
포도주	○	○			×	×		
머루주	○	○						
모과주	○	○			×	×		
오가피주	○	○			×	×		
다래주	○	○						
솔잎주	○	○						
고낙	○	○		○				
와인	○	○	○	○				

	금양	금음	토양	토음	목양	목음	목양	수음
패스포트	O	X	O	X	O	X	O	X
VIP	X	O	X	O	X	O	X	O
보드카							O	O
화주(火酒)			X	X				
맥주			O	O		X	X	X
소주				O			X	X
칡주	X	X			O			
더덕주	X	X			O	O	O	
마늘주	X	X			O	O		
인삼주			X	X			O	O
찹쌀주			X	X	O	O	O	
정종							O	O
매실주					O	O	O	O
잣주					O			
오미자주						O		

위의 표에서 보면 패스포트는 금양, 토양, 목양, 수양체질에 맞고 VIP는 금음, 토음, 목음, 수음체질에 맞다. 제3장에 체질판별법이 소개되는데, 태양인, 소양인, 태음인, 소음인체질에서 추가로 구분을 할 때는 패스포트로 오링이 강해지고 VIP로 오링이 약해지면 전자 체질, 패스포트로 오링이 약해지고 VIP로 오링이 강해지면 후자 체질로 판단할 수 있다.

(6) 발효와 식품의 약성 변화

시중의 야채효소 광고를 보면 사용한 재료의 종류가 많다는 것을 자랑하는데, 재료가 많을수록 태양인에게 해로운 재료도 더 포함된다. 이러한 재료들은 발효를 거치면 맛이 순해지지만 약성은 오히려 더 강해져 태양인에게 해롭다. 따라서 야채효소를 먹더라도 아주 극소량으로 입맛만 다시는 것이 좋다.

요즘 발효음식이 뜨는데 어떤 재료를 쓰느냐가 중요하다. 요구르트를 예로 들면, 우유는 고기처럼 태양인체질에 맞지는 않는데 발효를 거쳐 양적 성질이 더해지니 태양인체질이 마시면 처음에만 반짝 효과가 있는 듯 하다가 사라진다.

콩발효 건강식품도 뜨는 제품이다. 메주콩은 폐/대장으로 귀경하는데(주로 폐 기운을 강화한다는 의미) 발효를 거치면 약성이 더 강해진다. 태양인체질 사람이 잘 숙성된 진한 청국장을 한 그릇 비우고 나면 속을 휘저은 듯 입에 강한 냄새가 머문다. 콩발효 식품을 섭취할 때는 주재료인 콩발효 식품의 양을 줄이고 체질음식 재료를 듬뿍 넣거나 함께 곁들여 먹으면 건강에도 좋다. 태양인체질이라면 굳이 콩발효 건강식품을 매일 섭취할 필요가 없다.

(7) 8체질 섭생표

책의 부록에 있는 8체질 섭생표는 내 입맛에 끌리고 좋아하는 선호도 기준 분류가 아니라 위에 기술한 원리로 작성된 것이다. 환자로서 너무 민감하게 음식의 영향을 받는다면 엄격한 체질식을 해야겠지만,

그렇지 않는 경우라면 비체질 식품이라도 매일 먹는 것만 피하고 이 섭생표에 너무 구애받지 않고 즐겁게 골고루 먹으면 된다.

태양인에게 육고기가 해롭다고 입맛이 땅기지 않는 것이 아니다. '육고기를 먹으면 힘이 난다'는 속설을 믿으면 태양인임에도 자기 최면이 작용해 육고기를 먹고 힘이 나는 듯한 착각을 하게 된다. 그러나 잘 살펴보면 육고기나 기름진 음식을 먹으면 대장의 운동이 항진되어 다음날 대변이 가늘어지고 변의 냄새가 고약하다. 즉 식품에 대한 반응은 대개 시간을 두고 지속적으로 나타난다. 다른 해로운 식품에도 이런 가짜 효과를 주의해야 한다.

건강식품을 선택할 때는 체질에 맞는 성분에 주목하기보다 체질에 크게 해가 되는 첨가물에 주의해야 한다. 좋은 식품이 주는 혜택은 제한적이지만 해로운 성분이 가하는 데미지는 오래 지속되기 때문이다. 특히 농축된 엑기스나 발효된 경우 약성이 강력하니 체질에 맞으면 효능이 확실한데, 체질식품이 아닌 경우 더욱 주의해야 한다.

체질이 중요한 이유는, 과거에는 신체적 활동량이 많아서 땀으로 노폐물도 잘 배출하고 소화도 원활해 체질의 영향이 상대적으로 적었지만, 산업화로 인해 국민의 70% 이상이 땀을 흘리지 않고 일하기 때문에 그 만큼 체질에 따른 인위적 건강관리가 중요해졌다.

음식이 체질에 맞나 여부를 알려면 음식을 먹고 몸의 반응을 본다. 맞는 음식은 변의 냄새가 심하지 않고 쾌변하며 몸이 가볍게 느껴진다.

얼굴색이 밝아진다. 안 맞는 음식은 졸리고 피곤하며 몸이 처진 듯한 느낌이 든다.

체질에 맞지 않는 음식에 대해 몸이 보내는 신호는 질병 이외에도 매우 다양하다 : 대변의 상태, 방귀냄새가 고약함, 소변의 색깔, 코의 불편함, 피부반응, 눈의 충혈, 속이 불편함, 체함, 입 속이 마름, 자다가 입을 벌리고 자거나 침을 흘림, 입술이 거칠어짐, 비듬의 증가, 피부 건조, 탈모, 발바닥이 거칠어짐, 피부 가려움, 입냄새, 몸냄새, 체함, 어깨나 등짝 통증, 두통, 신트림/신물 넘어온다, 어깨/등/허리의 뻐근함 등

체질에 적합한 식품이라도 맞지 않을 수 있는데, 이유는 다음과 같다.

1) 섭생표에 좋은 식품으로 나왔더라도 그 식품을 조리하는 과정에서 식용유, 참기름, 들기름 등 다른 비체질 식품이 들어가면 담즙분비가 약한 태양인 환자의 경우 소화에 문제를 일으키는 경우도 있다.

2) 어떤 식품이 약이나 독이냐는 섭취량에 달렸다. 곡류, 과일, 야채, 육류 등 모든 식품을 구성하는 것도 따지고 보면 천연 상태의 화학물질일 따름이다. 체질에 맞는 음식이라도 양이 지나치면 몸에 과부하가 걸릴 수 있다.

3) 다른 음식물과의 궁합(상호작용)

4) 같은 체질이라도 건강상태에 따라 개인차가 있을 수 있다. 가령 음적인 서늘한 식품이 맞는 태양인, 소양인 체질이라도 건강이 좋지 않아 냉증이 있는 경우 서늘한 성질의 잎채소 섭취량을 줄이거나 조리해서 먹는 것이 좋다.

5) 체질진단이 잘못되었다.

◆ 금양체질 섭생표

폐/대장 〉 비/위 〉 심/소장 〉 신/방광 〉 간/담

꼭 필요한 음식	〈동물성단백질〉 대부분의 바다생선, 조개류(패구류), 흰살생선 〈탄수화물〉 쌀(백미), 메밀 〈채소-잎, 줄기채소〉 푸른잎채소(배추, 양배추, 상추 등) 〈약재류〉 포도당주사, 포도당가루
유익한 음식	〈동물성단백질〉 계란흰자, 굴, 새우, 게(갑각류), 붉은살생선 〈탄수화물〉 메조, 녹두 〈채소-잎, 줄기채소〉 고사리, 오이, 취나물, 미나리 〈해조류〉 김 〈과일〉 검정포도 Campbell(한국포도), 청포도, 참외, 딸기, 파인애플, 바나나, 키위, 감, 복분자, 크린베리 〈약재류〉 모과, 알로에, 비타민E 〈음료〉 찬물(음용), 산성수, 얼음, 모과차 〈광물〉 은 〈신체활동〉 수영(냉수욕), 내쉬기를 길게 하는 호흡
자주 먹으면 해로운 음식	〈식물성단백질〉 완두콩, 강낭콩, 팥 〈탄수화물〉 찹쌀, 보리, 옥수수, 숭늉, 누룽지, 호밀 〈오일〉 카놀라유, 올리브유, 포도씨유 〈채소-잎, 줄기채소〉 시금치, 부추, 파프리카, 가지, 토마토, 애호박, 아보카도, 두릅 〈해조류〉 미역, 다시마 〈과일〉 파파야, 블루베리, 복숭아, 자두 〈약재류〉 비타민B 〈기호식품, 주류〉 코코아(초코렛), 맥주, 와인
해로운 음식	〈동물성단백질〉 치즈, 계란 노른자 〈탄수화물〉 현미, 수수, 귀리 〈오일〉 들기름, 참기름, 콩기름, 옥수수유 〈채소 : 잎, 줄기채소〉 무청, 깻잎, 누런호박, 일반버섯(송이, 표고, 느타리) 〈양념류〉 고추(고춧가루, 청고추), 파, 양파, 생강, 계피, 겨자, 후추, 카레 등 열성향신료, 설탕 〈과일〉 배, 귤, 오렌지, 자몽, 레몬, 라임, 망고, 수박, 메론, 석류, 오디열매 〈약재류〉 구기자, 부자, 영지버섯, 상황버섯, 유자, 매실, 오미자, 산수유, 스쿠알렌, 비타민A, D

	〈음료〉 카페인 음료(커피, 차, 박카스), 녹차, 더운물(음용), 알칼리성 음료수, 가공 음료수 〈기호식품, 주류〉 위스키, 데길라, 보드카, 막걸리, 정종, 소주 〈광물〉 옥 〈신체활동〉 들이마시기를 길게 하는 호흡
절대 금해야 할 음식	〈동물성단백질〉 쇠고기, 돼지고기, 닭고기, 오리고기, 개고기, 염소고기(흑염소 중탕), 우유, 유제품, 버터, 민물생선(장어, 미꾸라지) 〈식물성단백질〉 콩, 메주콩, 청국장, 땅콩, 아몬드, 캐슈너트, 일반견과류, 은행, 호두, 밤, 잣, 도토리 〈탄수화물〉 밀가루, 율무 〈근채류-뿌리채소〉 무, 당근, 연근, 우엉, 감자, 고구마, 마, 비트, 생강, 도라지, 토란, 더덕 〈허브, 양념류〉 생강, 마늘 〈과일〉 사과 〈약재류〉 산삼, 인삼(홍삼), 녹용, 꿀, 대추, 칡 〈기호식품, 주류〉 술, 담배 〈음료〉 국화차, 생강차, 대추차, 율무차, 쌍화차, 인삼차(홍삼차), 〈광물〉 금(금니) 〈신체활동〉 싸우나탕(발한), 오랜 일광욕

체질적으로 간 기능이 약하기 때문에 무슨 약이든지 효과보다 해가 더 많고, 육식 후에 몸이 힘들어진다. 채식과 바다생선을 주식으로 하고, 항상 허리를 펴고 서있는 시간을 많이 갖는 것이 건강의 비결이다.

◈ **금음체질 섭생표**

폐/대장 〉 신/방광 〉 비/위 〉 심/소장 〉 간/담

꼭 필요한 음식	〈동물성단백질〉 대부분의 바다생선, 조개류(패구류), 흰살생선 〈탄수화물〉 쌀(백미), 메밀 〈채소-잎, 줄기채소〉 푸른잎 채소(배추, 양배추, 상추 등) 〈약재류〉 포도당주사, 포도당가루
유익한 음식	〈동물성단백질〉 계란흰자, 굴, 붉은살생선, 복어 〈탄수화물〉 메조, 녹두, 숭늉, 누룽지

	〈채소–잎, 줄기채소〉 고사리, 오이, 취나물, 미나리 〈해조류〉 김 〈과일〉 검정포도 Campbell(한국포도), 청포도, 참외, 딸기, 파인애플, 바나나, 키위, 감, 크린베리 〈약재류〉 모과 〈음료〉 찬물(음용), 산성수, 얼음, 모과차 〈광물〉 은 〈신체활동〉 수영(냉수욕), 내쉬기를 길게 하는 호흡
자주 먹으면 해로운 음식	〈동물성단백질〉 새우, 게(갑각류) 〈동물성단백질〉 완두콩, 강낭콩, 팥 〈탄수화물〉 찹쌀, 보리, 옥수수, 호밀 〈오일〉 카놀라유, 올리브유, 포도씨유 〈근채류–뿌리채소〉 생강 〈채소–잎, 줄기채소〉 시금치, 부추, 파프리카, 토마토, 애호박, 아보카도, 두릅, 가지, 무청 〈해조류〉 미역, 다시마 〈양념류〉 고추(고춧가루, 청고추), 파, 양파, 생강, 계피, 겨자, 후추, 카레 등 열성향신료 〈과일〉 귤, 오렌지, 자몽, 레몬, 라임, 망고, 파파야, 블루베리, 복분자, 복숭아, 자두 〈약재류〉 알로에, 비타민B, 비타민E 〈음료〉 생강차, 더운물(음용) 〈기호식품, 주류〉 코코아(초코렛), 맥주, 와인, 정종, 소주
해로운 음식	〈동물성단백질〉 치즈, 계란노른자, 굴 〈탄수화물〉 현미, 수수, 귀리 〈오일〉 들기름, 참기름, 콩기름, 옥수수유 〈근채류–뿌리채소〉 감자, 고구마 〈채소 : 잎, 줄기채소〉 깻잎, 누런호박, 일반버섯(송이, 표고, 느타리) 〈양념류〉 설탕 〈과일〉 사과, 배, 수박, 메론, 석류, 오디열매 〈약재류〉 산삼, 인삼(홍삼), 꿀, 구기자, 부자, 영지버섯, 상황버섯, 유자, 매실, 오미자, 산수유, 대추, 스쿠알렌, 비타민A, D 〈음료〉 카페인 음료(커피, 차, 박카스), 녹차, 대추차, 알칼리성 음료수, 가공음료수, 인삼차(홍삼차) 〈기호식품, 주류〉 위스키, 데길라, 보드카, 막걸리 〈광물〉 은, 옥 〈신체활동〉 들이마시기를 길게 하는 호흡

절대 금해야 할 음식	**〈동물성단백질〉** 쇠고기, 돼지고기, 닭고기, 오리고기, 개고기, 염소고기(흑염소 중탕), 우유, 유제품, 버터, 민물생선(장어, 미꾸라지) **〈식물성단백질〉** 콩, 메주콩, 청국장, 땅콩, 아몬드, 캐슈너트, 일반견과류, 은행, 호두, 밤, 잣, 도토리 **〈탄수화물〉** 밀가루, 율무 **〈근채류-뿌리채소〉** 무, 당근, 연근, 우엉, 마, 비트, 도라지, 토란, 더덕 **〈허브, 양념류〉** 마늘 **〈약재류〉** 녹용, 칡 **〈기호식품, 주류〉** 술, 담배 **〈음료〉** 국화차, 율무차, 쌍화차 **〈광물〉** 금(금니) **〈신체활동〉** 싸우나탕(발한), 오랜 일광욕

체질적으로 간 기능이 약하기 때문에 무슨 약이든지 효과보다 해가 더 많고, 육식 후에 몸이 힘들어진다. 채식과 바다생선을 주식으로 하고, 혹시 근육의 무력증이 있을 때는 더욱 주의하고 항상 수영을 즐기는 것이 좋다.

◈ 토양체질 섭생표

비/위 〉 심/소장 〉 간/담 〉 폐/대장 〉 신/방광

꼭 필요한 음식	**〈동물성단백질〉** 쇠고기, 돼지고기, 복어 **〈약재류〉** 산수유, 비타민E
유익한 음식	**〈동물성단백질〉** 우유(냉), 유제품, 버터, 치즈, 계란노른자/흰자, 대부분의 바다생선, 민물생선(장어, 미꾸라지), 조개류(패구류), 굴, 새우, 게(갑각류), 흰살생선 **〈식물성단백질〉** 콩, 메주콩, 완두콩, 강낭콩, 팥, 청국장, 땅콩, 아몬드, 캐슈너트, 일반 견과류 **〈탄수화물〉** 쌀(백미), 보리, 메밀, 메조, 녹두, 밀가루, 귀리, 호밀 **〈오일〉** 콩기름, 카놀라유, 올리브유, 포도씨유 **〈근채류-뿌리채소〉** 무, 당근, 연근, 우엉 **〈채소-잎, 줄기채소〉** 푸른잎 채소(배추, 양배추, 상추 등), 고사리, 오이, 무청, 취나물, 미나리, 깻잎, 호박(누런호박, 애호박), 아보카도, 두릅, 일반버섯(송이, 표고, 느타리 등)

	〈양념류〉 마늘, 설탕 〈과일〉 배, 수박, 메론, 검정포도 Campbell(한국포도), 청포도, 참외, 딸기, 파인애플, 바나나, 키위, 석류, 블루베리, 감, 복분자, 크린베리 〈약재류〉 구기자, 영지버섯, 알로에, 스쿠알렌, 비타민A, D, C, 포도당주사, 포도당가루 〈음료〉 찬물(음용), 알칼리성 음료수, 얼음 〈광물〉 금, 금니, 은 〈신체활동〉 싸우나탕(발한), 들이마시기를 길게 하는 호흡, 일광욕, 등산(자연림)
자주 먹으면 해로운 음식	〈동물성단백질〉 붉은살 생선 〈탄수화물〉 수수, 옥수수, 율무 〈오일〉 들기름, 옥수수유 〈근채류-뿌리채소〉 비트 〈채소-잎, 줄기채소〉 시금치, 부추, 파프리카, 가지 〈해조류〉 김 〈과일〉 파파야, 오디열매, 복숭아, 자두, 체리, 앵두, 살구 〈약재류〉 모과 〈음료〉 카페인 음료(커피, 차, 박카스 등), 녹차, 국화차, 율무차, 모과차 〈기호식품, 주류〉 코코아(초코렛), 맥주, 위스키, 데길라, 보드카 〈광물〉 옥
해로운 음식	〈식물성단백질〉 은행, 호두, 밤, 잣, 도토리 〈탄수화물〉 숭늉, 누룽지 〈오일〉 참기름 〈근채류-뿌리채소〉 감자, 고구마, 마 〈채소 : 잎, 줄기채소〉 토마토 〈약재류〉 녹용, 상황버섯, 유자, 매실, 오미자, 칡, 비타민B 〈음료〉 더운물(음용), 산성수, 가공음료수 〈주류〉 정종, 소주(곡주, 화학주) 〈신체활동〉 수영(냉수욕), 내쉬기 길게 하는 호흡
절대 금해야 할 음식	〈동물성단백질〉 닭고기, 오리고기, 개고기, 염소고기(흑염소 중탕) 〈탄수화물〉 현미, 찹쌀 〈근채류-뿌리채소〉 생강, 도라지, 토란, 더덕 〈허브, 양념류〉 고추(고춧가루, 청고추), 파, 양파, 생강, 계피, 겨자, 후추, 카레 등 열성향신료 〈해조류〉 미역, 다시마 〈과일〉 사과, 귤, 오렌지, 자몽, 레몬, 라임, 망고

	〈약재류〉 산삼, 인삼(홍삼), 꿀, 대추
	〈기호식품, 주류〉 술, 담배
	〈음료〉 생강차, 대추차, 쌍화차, 인삼차(홍삼차).

◈ **토음체질 섭생표**

비/위 〉 폐/대장 〉 심/소장 〉 간/담 〉 신/방광

꼭 필요한 음식	〈동물성단백질〉 돼지고기, 복어
유익한 음식	〈동물성단백질〉 우유(냉), 유제품, 치즈, 계란흰자, 대부분의 바다생선, 조개류(패구류), 굴, 새우, 게(갑각류), 흰살생선 〈식물성단백질〉 완두콩, 강낭콩, 팥, 땅콩, 아몬드, 캐슈너트, 일반 견과류 〈탄수화물〉 쌀(백미), 보리, 메밀, 메조, 녹두, 호밀 〈오일〉 콩기름, 카놀라유, 올리브유, 포도씨유 〈채소-잎, 줄기채소〉 푸른잎채소(배추, 양배추, 상추 등), 고사리, 오이, 무청, 취나물, 미나리, 애호박, 아보카도, 두릅 〈과일〉 수박, 메론, 검정포도 Campbell(한국포도), 청포도, 참외, 딸기, 파인애플, 바나나, 키위, 석류, 블루베리, 감, 복분자, 크린베리 〈약재류〉 산수유, 영지버섯, 알로에, 비타민E, 포도당주사, 포도당가루 〈음료〉 찬물(음용), 알칼리성 음료수, 얼음 〈광물〉 은 〈신체활동〉 내쉬기를 길게 하는 호흡
자주 먹으면 해로운 음식	〈동물성단백질〉 쇠고기, 버터, 계란노른자, 민물생선(장어, 미꾸라지), 붉은살 생선 〈식물성단백질〉 콩, 메주콩, 청국장 〈탄수화물〉 수수, 옥수수, 밀가루, 율무, 귀리 〈오일〉 옥수수유, 콩기름 〈근채류-뿌리채소〉 무, 당근, 연근, 우엉 〈채소-잎, 줄기채소〉 시금치, 깻잎, 누런호박, 부추, 파프리카, 가지, 일반버섯(송이, 표고, 느타리) 〈해조류〉 김 〈양념류〉 설탕 〈과일〉 배, 파파야, 오디열매, 복숭아, 자두, 체리, 앵두, 살구 〈약재류〉 구기자, 모과, 스쿠알렌

	《음료》 녹차, 율무차, 모과차 《기호식품, 주류》 코코아(초코렛), 맥주, 와인 《광물》 금(금니), 옥 《신체활동》 수영(냉수욕), 싸우나탕(발한), 오랜 일광욕
해로운 음식	《식물성단백질》 도토리 《탄수화물》 숭늉, 누룽지 《오일》 들기름, 참기름 《근채류-뿌리채소》 비트, 마 《채소 : 잎, 줄기채소》 토마토 《약재류》 상황버섯, 유자, 매실, 오미자, 칡, 비타민A, D, B 《음료》 카페인 음료(커피, 차, 박카스), 국화차, 산성수, 가공 음료수 《기호식품, 주류》 위스키, 데길라, 보드카, 막걸리, 정종, 소주(곡주, 화학주) 《신체활동》 들이마시기를 길게 하는 호흡
절대 금해야 할 음식	《동물성단백질》 닭고기, 오리고기, 개고기, 염소고기(흑염소 중탕) 《탄수화물》 현미, 찹쌀 《근채류-뿌리채소》 감자, 고구마, 생강, 도라지, 토란, 더덕 《허브, 양념류》 고추(고춧가루, 청고추), 파, 양파, 생강, 계피, 겨자, 후추, 카레 등 열성향신료 《해조류》 미역, 다시마 《과일》 사과, 귤, 오렌지, 자몽, 레몬, 라임, 망고 《약재류》 녹용, 산삼, 인삼(홍삼), 꿀, 대추 《기호식품, 주류》 술, 담배

◈ **목양체질 섭생표**

간/담 〉 신/방광 〉 심/소장 〉 비/위 〉 폐/대장

꼭 필요한 음식	《동물성단백질》 쇠고기 《오일》 들기름, 참기름, 콩기름, 옥수수유, 카놀라유 《근채류-뿌리채소》 무, 당근, 마, 연근, 우엉, 감자, 고구마 《양념류》 마늘 《과일》 배 《약재류》 녹용, 칡 《신체활동》 싸우나탕(발한)

유익한 음식	〈동물성단백질〉 닭고기, 오리고기, 개고기, 염소고기(흑염소 중탕), 우유(온하게), 유제품, 버터, 치즈, 계란노른자/흰자, 민물생선(장어, 미꾸라지) 〈식물성단백질〉 콩, 메주콩, 완두콩, 강낭콩, 청국장, 땅콩, 아몬드, 캐슈너트, 일반견과류, 은행, 호두, 밤, 잣, 도토리 〈탄수화물〉 쌀(백미), 현미, 찹쌀, 수수, 옥수수, 율무, 숭늉, 누룽지, 귀리 〈근채류–뿌리채소〉 비트, 생강, 도라지, 토란, 더덕 〈채소–잎, 줄기채소〉 호박(누런호박, 애호박), 가지, 토마토, 깻잎, 부추, 아보카도, 일반버섯(송이, 표고, 느타리) 〈양념류〉 파, 양파, 생강, 계피, 겨자, 후추, 카레 등 열성향신료, 설탕 〈과일〉 사과, 귤, 오렌지, 자몽, 레몬, 라임, 망고, 수박, 메론, 오디열매 〈약재류〉 산삼, 인삼(홍삼), 꿀, 대추, 상황버섯, 유자, 오미자, 스쿠알렌, 비타민A, D 〈음료〉 국화차, 생강차, 대추차, 율무차, 인삼차(홍삼차), 더운물(음용), 알칼리성 음료수 〈광물〉 금(금니), 옥 〈신체활동〉 들이마시기를 길게 하는 호흡, 일광욕, 등산(자연림)
자주 먹으면 해로운 음식	〈동물성단백질〉 돼지고기 〈탄수화물〉 보리, 메조, 녹두, 호밀 〈오일〉 올리브유 〈채소–잎, 줄기채소〉 푸른잎 채소(배추, 양배추, 상추), 취나물, 미나리, 파프리카, 두릅, 무청 〈해조류〉 미역, 다시마, 김 〈양념류〉 고추(고춧가루, 청고추) 〈과일〉 참외, 딸기, 바나나, 파인애플, 키위, 석류, 파파야, 복숭아, 자두, 체리, 앵두, 살구 〈약재류〉 부자, 매실, 비타민B 〈음료〉 카페인 음료(커피, 차, 박카스), 쌍화차 〈기호식품, 주류〉 코코아, 위스키, 보드카
해로운 음식	〈탄수화물〉 메밀 〈오일〉 포도씨유 〈채소 : 잎, 줄기채소〉 고사리, 오이 〈과일〉 검정포도 Cambell(한국포도), 청포도, 블루베리, 크랜베리, 감, 복분자 〈약재류〉 구기자, 영지버섯, 모과, 산수유, 비타민E 〈음료〉 녹차, 모과차, 찬물(음용), 산성수, 얼음, 가공음료수 〈기호식품, 주류〉 맥주, 데킬라, 와인, 막걸리, 정종, 소주(곡주, 화학주) 〈신체활동〉 수영(냉수욕), 내쉬기를 길게 하는 호흡

절대 금해야 할 음식	〈동물성단백질〉 대부분의 바다생선, 조개류(패구류), 굴, 새우, 게(갑각류), 흰살생선, 붉은살생선, 복어 〈식물성단백질〉 팥 〈약재류〉 포도당주사, 포도당가루, 알로에 〈기호식품, 주류〉 술, 담배 〈광물〉 은

건강할 때는 귀찮도록 땀이 많이 나고, 몸이 좋지 않을 때는 땀이 없다. 어떻게든 땀만 흘리면 몸이 가벼워지므로 운동이든 온수욕으로든 땀을 흘려준다. 혈압은 일반 평균보다 높은 것이 건강한 상태이다.

◆ **목음체질 섭생표**

간/담 〉 심/소장 〉 비/위 〉 신/방광 〉 폐/대장

꼭 필요한 음식	〈동물성단백질〉 쇠고기, 돼지고기 〈탄수화물〉 율무 〈근채류-뿌리채소〉 무, 당근, 마, 연근, 우엉 〈양념류〉 마늘 〈과일〉 배 〈약재류〉 녹용, 칡 〈음료〉 율무차 〈신체활동〉 싸우나탕(발한)
유익한 음식	〈동물성단백질〉 우유(온하게), 유제품, 버터, 치즈, 계란노른자/흰자, 민물생 선(장어, 미꾸라지) 〈식물성단백질〉 콩, 메주콩, 완두콩, 강남콩, 팥, 청국장, 땅콩, 아몬드, 캐슈 너트, 일반견과류, 은행, 호두, 밤, 잣, 도토리 〈탄수화물〉 쌀(백미), 수수, 옥수수, 귀리 〈오일〉 들기름, 참기름, 콩기름, 옥수수유, 카놀라유 〈근채류-뿌리채소〉 감자, 고구마, 비트, 도라지, 토란, 더덕 〈채소-잎, 줄기채소〉 호박(누런호박, 애호박), 가지, 깻잎, 부추, 아보카도, 일반버섯(송이, 표고, 느타리) 〈양념류〉 파, 양파, 생강, 계피, 겨자, 후추, 카레 등 열성향신료, 설탕 〈과일〉 사과, 망고, 수박, 메론, 오디열매

	〈약재류〉 상황버섯, 유자, 오미자, 스쿠알렌, 비타민A, D 〈음료〉 국화차, 더운물(음용), 알칼리성 음료수 〈광물〉 금(금니), 옥 〈신체활동〉 들이마시기를 길게 하는 호흡, 일광욕, 등산(자연림)
자주 먹으면 해로운 음식	〈동물성단백질〉 닭고기, 오리고기, 개고기, 염소고기(흑염소 중탕) 〈탄수화물〉 현미, 찹쌀, 보리, 메조, 녹두, 숭늉, 누룽지, 호밀 〈오일〉 올리브유 〈근채류–뿌리채소〉 생강 〈채소–잎, 줄기채소〉 푸른잎 채소(배추, 양배추, 상추), 무청, 시금치, 토마토, 취나물, 미나리, 파프리카, 두릅 〈해조류〉 미역, 다시마, 김 〈양념류〉 고추(고춧가루, 청고추) 〈과일〉 귤, 오렌지, 자몽, 레몬, 라임, 참외, 딸기, 바나나, 키위, 파인애플, 석류, 파파야, 복숭아, 자두, 체리, 앵두, 살구 〈약재류〉 매실, 비타민B, C, E 〈음료〉 카페인 음료(커피, 차, 박카스), 생강차, 쌍화차 〈기호식품, 주류〉 코코아, 위스키, 데킬라, 보드카
해로운 음식	〈탄수화물〉 메밀 〈오일〉 포도씨유 〈채소 : 잎, 줄기채소〉 고사리, 오이 〈과일〉 검정포도 Cambell(한국포도), 청포도, 블루베리, 크랜베리, 감, 복분자 〈약재류〉 꿀, 대추, 부자, 산삼, 인삼(홍삼), 구기자, 영지버섯, 모과, 산수유 〈음료〉 녹차, 모과차, 대추차, 인삼차(홍삼차), 찬물(음용), 산성수, 얼음, 가공음료수 〈기호식품, 주류〉 맥주, 와인, 막걸리, 정종, 소주(곡주, 화학주) 〈광물〉 은 〈신체활동〉 수영(냉수욕), 내쉬기를 길게 하는 호흡
절대 금해야 할 음식	〈동물성단백질〉 대부분의 바다생선, 조개류(패구류), 굴, 새우, 게(갑각류), 흰살생선, 붉은살생선, 복어 〈약재류〉 포도당주사, 포도당가루 〈기호식품, 주류〉 술, 담배

목음체질은 대장이 약해 하복부의 불편을 자주 느낀다. 그래서 다리가 무겁고 허리가 아프며, 통변이 고르지 못하고 정신이 우울해지면, 몸이 차고 때로 잠이 잘 오지 않게 된다. 그러므로 항상 아랫배에 복대를 하여 따뜻하게 하는 것이 좋다. 알코올 중독에 걸리기 쉬운 체질이므로 술에 대한 각별한 주의가 필요하다.

◆ **수양체질 섭생표**

신/방광 〉 폐/대장 〉 간/담 〉 심/소장 〉 비/위

꼭 필요한 음식	〈동물성단백질〉 닭고기, 개고기, 오리고기, 염소고기(흑염소중탕) 〈탄수화물〉 현미, 찹쌀 〈근채류–뿌리채소〉 생강 〈해조류〉 미역, 다시마 〈과일〉 사과 〈약재류〉 산삼, 인삼(홍삼), 꿀, 대추 〈음료〉 생강차, 대추차, 인삼차(홍차)
유익한 음식	〈동물성단백질〉 계란노른자, 흰살생선 〈식물성단백질〉 콩, 메주콩, 완두콩, 강남콩, 땅콩, 아몬드, 캐슈너트, 일반견과류, 은행, 호두, 밤, 잣, 도토리 〈탄수화물〉 쌀(백미), 수수, 옥수수, 숭늉, 누룽지 〈오일〉 참기름, 옥수수유, 카놀라유 〈근채류–뿌리채소〉 감자, 고구마, 도라지, 토란, 더덕 〈채소–잎, 줄기채소〉 배추, 양배추, 상추, 무청, 시금치, 취나물, 부추, 토마토 〈해조류〉 김 〈양념류〉 고추(고춧가루, 청고추), 파, 양파, 생강, 계피, 겨자, 후추, 카레 등 열성향신료, 마늘 〈과일〉 귤, 오렌지, 자몽, 레몬, 라임, 망고 〈약재류〉 매실, 비타민B 〈음료〉 쌍화차, 더운물(음용), 산성수 〈신체활동〉 수영(냉수욕), 들이마시기를 길게 하는 호흡

자주 먹으면 해로운 음식	〈동물성단백질〉 쇠고기, 우유(온하게), 유제품, 버터, 치즈, 계란흰자, 대부분의 바다생선, 민물생선(장어, 미꾸라지) 〈식물성단백질〉 청국장 〈탄수화물〉 메밀, 녹두, 밀가루, 율무, 귀리, 호밀 〈오일〉 들기름, 콩기름, 올리브유, 포도씨유 〈근채류-뿌리채소〉 무, 당근, 연근, 우엉, 마, 비트 〈채소-잎, 줄기채소〉 고사리, 미나리, 깻잎, 호박(누런호박, 애호박), 가지, 아보카도, 파프리카, 일반버섯(송이, 표고, 느타리) 〈양념류〉 설탕 〈과일〉 배, 수박, 메론, 검정포도 Cambell(한국포도), 청포도, 키위, 석류, 파파야, 복숭아, 자두, 오디열매, 체리, 앵두, 살구 〈약재류〉 녹용, 부자, 모과, 유자, 오미자, 스쿠알렌, 비타민A, D, C, 포도당주사, 포도당가루 〈음료〉 율무차, 모과차 〈기호식품, 주류〉 코코아(초코렛), 위스키, 보드카, 와인, 정종, 소주(곡주) 〈광물〉 금(금니), 옥
해로운 음식	〈동물성단백질〉 새우, 게(갑각류), 조개류(패구류), 붉은살생선 〈탄수화물〉 보리, 메조 〈채소 : 잎, 줄기채소〉 오이, 두릅 〈과일〉 참외, 딸기, 바나나, 파인애플, 블루베리, 감, 복분자 〈약재류〉 구기자, 영지버섯, 상황버섯, 산수유, 칡, 비타민E 〈음료〉 카페인 음료(커피, 차, 박카스), 녹차, 찬물(음용), 알카리성 음료수, 가공 음료수 〈기호식품, 주류〉 맥주, 데킬라, 막걸리, 소주(화학주) 〈신체활동〉 내쉬기를 길게 하는 호흡
절대 금해야 할 음식	〈동물성단백질〉 돼지고기, 굴, 복어 〈식물성단백질〉 팥 〈과일〉 크린베리 〈약재류〉 알로에 〈기호식품, 주류〉 술, 담배 〈음료〉 얼음 〈광물〉 은 〈신체활동〉 싸우나(발한), 오랜 일광욕

수양체질은 땀을 많이 흘리지 않는 것이 좋기 때문에 추운 계절에 더 건강하다. 따라서 온수욕이나 싸우나를 피하는 것이 좋다. 목욕은 모공이 닫히는 낮은 온도의 물이 좋다.

◈ 수음체질 섭생표

신/방광 〉 간/담 〉 심/소장 〉 폐/대장 〉 비/위

꼭 필요한 음식	〈동물성단백질〉 쇠고기, 닭고기, 개고기, 오리고기, 염소고기(흑염소 중탕) 〈탄수화물〉 현미, 찹쌀 〈근채류–뿌리채소〉 생강 〈해조류〉 미역, 다사마 〈과일〉 사과 〈약재류〉 산삼, 인삼(홍삼), 꿀, 대추 〈음료〉 생강차, 대추차, 인삼차(홍차)
유익한 음식	〈동물성단백질〉 민물생선(장어, 미꾸라지), 버터, 계란노른자 〈식물성단백질〉 콩, 메주콩, 완두콩, 청국장, 강낭콩, 땅콩, 아몬드, 캐슈너트, 일반견과류, 은행, 호두, 밤, 잣, 도토리 〈탄수화물〉 쌀(백미), 옥수수, 밀가루, 숭늉, 누룽지 〈오일〉 참기름, 옥수수유, 카놀라유 〈근채류–뿌리채소〉 무, 당근, 연근, 우엉, 감자, 고구마, 비트, 도라지, 토란, 더덕 〈채소–잎, 줄기채소〉 시금치, 애호박, 부추, 토마토 〈양념류〉 고추(고추가루, 청고추), 파, 양파, 생강, 계피, 겨자, 후추, 카레 등 열성향신료, 마늘, 설탕 〈과일〉 귤, 오렌지, 자몽, 레몬, 라임, 망고, 배 〈약재류〉 매실, 칡, 비타민B 〈음료〉 쌍화차, 더운물(음용), 산성수 〈광물〉 금(금니) 〈신체활동〉 수영(냉수욕), 등산(자연림), 들이마시기를 길게 하는 호흡
자주 먹으면 해로운 음식	〈동물성단백질〉 계란흰자, 흰살생선, 우유(온하게), 유제품, 치즈 〈탄수화물〉 녹두, 수수, 율무, 귀리 〈오일〉 들기름, 콩기름, 올리브유, 포도씨유 〈근채류–뿌리채소〉 마 〈채소–잎, 줄기채소〉 배추, 양배추, 상추, 가지, 미나리, 깻잎, 파프리카, 무청, 취나물, 누런호박, 아보카도, 일반버섯(송이, 표고, 느타리)

	〈해조류〉 김 〈과일〉 수박, 메론, 검정포도 Cambell(한국포도), 키위, 석류, 파파야, 복숭아, 자두, 오디열매, 체리, 앵두, 살구 〈약재류〉 녹용, 부자, 모과, 유자, 오미자, 스쿠알렌, 비타민A, D, C 〈음료〉 국화차, 율무차 〈기호식품, 주류〉 코코아(초코렛), 위스키, 보드카, 정종, 소주(곡주) 〈광물〉 옥
해로운 음식	〈동물성단백질〉 대부분의 바다생선, 조개류(패구류), 붉은살생선 〈탄수화물〉 메밀, 메조, 호밀 〈채소 : 잎, 줄기채소〉 고사리, 오이, 두릅 〈과일〉 청포도, 참외, 딸기, 바나나, 파인애플, 블루베리, 감, 복분자 〈약재류〉 구기자, 영지버섯, 상황버섯, 산수유, 비타민E, 포도당주사, 포도당가루 〈음료〉 카페인 음료(커피, 차, 박카스), 녹차, 모과차, 찬물(음용), 알카리성 음료수, 가공 음료수 〈기호식품, 주류〉 맥주, 데킬라, 와인, 막걸리, 소주(화학주) 〈신체활동〉 내쉬기를 길게 하는 호흡
절대 금해야 할 음식	〈동물성단백질〉 돼지고기, 굴, 새우, 게(갑각류), 복어 〈식물성단백질〉 팥 〈탄수화물〉 보리 〈과일〉 크린베리 〈약재류〉 알로에 〈기호식품, 주류〉 술, 담배 〈음료〉 찬물(음용), 얼음 〈광물〉 은 〈신체활동〉 싸우나(발한), 오랜 일광욕

수음체질은 온도가 찬 음식을 먹거나 한의학적으로 냉한 식품을 먹으면 위가 더 냉해져서 몸에 해가 되고 심적 불안상태가 되어 심하면 위하수가 된다. 이 체질은 소식하고 따뜻한 음식을 먹는 것이 중요하다.

※ 위의 표는 권도원 박사의 동틴암연구소(www.ecmed.org)에서 발표한 8체질 섭생표를 참고했습니다.

5. 어떻게 병을 예방하거나 치료할 수 있을까?

당뇨병 환자의 혈당조정을 위해 어떤 음식이 좋을까요?

알레르기 비염에 좋은 거 뭐가 있나요?

축농증 증상으로 코가 막혀 답답한데 좋은 약재 있나요?

눈이 자꾸 피곤하고 충혈되는데 눈에 좋은 거 있나요?

피부질환으로 고생하는데 피부에 뭐가 좋나요?

탈모를 방지하고 머리숱을 늘리는데 뭐가 좋나요?

항암에 좋은 음식이 뭐가 있나요?

이런 질문에 답이 있을까? 위에서 다룬 바처럼 약재를 포함 모든 식품은 품고 있는 음양 오행의 기운이 다르기 때문에 체질에 따라 호불호가 다르다. 무슨 병에 뭐가 좋더라는 말을 잊어야 한다. 미디어에서 예찬하는 식품, 미디어 광고에 등장하는 각종 건강식품은 체질에 맞지 않는 사람에게는 독이다.

이를 뒷받침하는 과학적 근거가 있다. 세계 최고 기초과학 연구소인 이스라엘 와이즈만 연구소는 같은 식품이라도 사람에 따라 혈당반응이 다르다는 연구결과를 2015년 내놨다. 연구진은 알파고 같은 AI를 통해 각각의 음식에 대해 개인의 혈당반응을 정확히 예측하기까지 했다. 그렇다면 '당뇨병 혈당조절에 어떤 음식이 좋은가' 라는 질문은 이제 의미가 없다. 같은 음식이라도 사람마다 효과가 다르니 '혈당조절을 위해 나에게는 어떤 음식이 좋은가'라고 물어야 한다. 이를 확장해보면, 사람마다 건강에 이로운 음식이 다르다고 할 수 있다. 이러한 이롭고 해로움은 알파고 같은 AI를 통해 분류가 가능할 것이다.

즉 어떤 병에 무슨 식품이 좋을까요 질문은 옳지 않다. 어떤 식품이 내 체질에 맞아 면역력이 증진되면 모든 증상의 치료에 효과가 있으니, 특정 증상에 특정 식품을 대응시키지 말고 내 체질에 맞는 모든 식품이 증상치료의 답이 되는 것이다. 이 단원의 첫머리에 제시된 OOO증상에 뭐가 좋을까요에 대한 답은 특정 음식이 아니라 내 8체질에 맞는 섭생표다. 같은 증상이라도 이렇게 체질마다 답이 다르다.

야채효소를 예로 들어보자. 야채효소는 여러 가지 약재와 과일을 1:1 정도의 비율로 발효시켜 만드니 당연히 포도당 덩어리다. 그러니 혈당조절을 위해서는 당뇨병환자가 피해야 할 식품이다. 그런데 파주에 거주하는 필자의 지인인 퇴직 공무원은 마리오자임이란 야채효소를 섭취하니 당뇨가 잡힌다며 꾸준히 장기 복용했다. 마찬가지로, 필자의 지인 중 한 분인 약사는 아버지가 당뇨인데 마리오자임으로 혈당이 잡힌다고 했다. 마리오자임을 생산하는 성마리오농장의 사장 친구 중에 마리오자임을 섭취하고 머리가 수북하게 난 사례도 있다. **이와 같이 혈당을 조절하는 기능도, 탈모를 치료하는 기능도 모두 면역이 하는 일이니 면역력을 증강시키는 식품이라면 모든 증상에 효과가 있게 마련이다.** 이를 뒤집어 생각하면, 소문으로 뭐에 효과가 있다라는 식품이라도 그 식품이 체질에 안 맞아 면역기능을 저하시키면 몸이 제 기능을 못하니 오히려 증상을 악화시킨다. 가장 단적인 예가 태양인의 항생제 부작용이다.

필자가 8체질을 배우기 전이라 이 분들의 체질을 알지는 못한다. 야채효소에는 여러 가지 재료가 들어가는데, 태양인 체질에는 대부분의 약재가 맞지 않기 때문에 야채효소를 마시더라도 극히 소량을 마시는 것이 안전하리라 생각한다. 필자의 생각으로는 위에 언급한 효과를 본 사람은 태양인 체질이 아닐 거라 추정된다.

병원에 가서 코를 치료해주면 뻥 뚫리고 시원하며 당분간 증세가 완화되지만 얼마 가지 못한다. 눈이 피곤한데 안약을 넣으면 누그러지지만 그 때뿐이다. 피부질환에 약을 먹고 연고를 바르면 증세가 가라앉지만 나중에 더 심해진다.

어떤 분이 축농증이 심해 아침에 케일, 키위로 녹즙을 만들어 한 잔 마셨더니 그날 신기하게도 오후부터 코가 시원하게 뚫리고 편안했다. 계속 녹즙을 갈아 마셨더니 심했던 가래와 노란코가 거의 사라졌다. 그렇다면 케일과 키위가 코에 좋은 식품인가? 그건 아니다. 이 분은 간이 약한 장기에 해당하는 태양인 금음체질인데 케일과 키위는 간에 좋은 포도당이 듬뿍 들어있기 때문에 간에 기운을 주고, 이로 인해 장부의 불균형이 완화되어 면역력이 강화되면서 몸이 제 기능을 하게 되어 스스로 치유가 진행된 것이다.

만약 태음인이 이런 식으로 대처한다면 강한 간이 더 강해져 장부의 불균형이 심화되면서 면역력이 약해져 오히려 증세가 심해진다.

"탈모를 예방하는 식품, 맥주 효모" 유명 일간지 특집기사에 나온 문구다. 과연 이 말이 모두에게 적용될까?

태양인체질인 분이 비타민C 1,000mg을 매끼 1알씩 한 달을 먹더니 머리 윗부분 머리칼이 수북하게 늘어났다. 누구도 비타민C를 탈모치료제라 하지 않는다. 그런데 탈모치료제 역할을 했다. 혈당조절은 그 식품의 탄수화물 함량이 아니라 개인의 생체적 특성에 좌우된다는 와이즈만 연구소의 연구결과처럼, 탈모에 유익한 식품이 따로 있는 것이 아니라 어떤 식품이라도 그 식품이 체질에 맞아 면역력을 증진시켜 발모기능을 활성화하면 머리털 생성을 촉진하는 것이다.

모든 병이 발생하는 공통적인 과정은 신체 내부의 만성염증이다. 이 만성염증을 거쳐 각종 질병으로 진행된다. 신체의 전반적인 건강상태가 부실해져 염증이 발생하고, 이 염증이 각 부위에 일으킨 문제가 커져 간암, 식도암, 대장암이 되고, 콜레스테롤, 동맥경화, 당뇨, 고혈압이 되는 것이다. 우리 몸의 모든 부분이 그렇지만 치아 역시 염증으로 잇몸이 부실해지고 치아손상으로 이어진다. 요통의 원인도 허리가 삐거나 하는 이유보다는 잘못된 섭생으로 인한 장부의 불균형 심화가 면역력을 저하시켜 척추 주변의 근육에 염증을 야기해 근육이 척추를 잘 잡아주지 못하기 때문에 디스크가 나오게 되는 것이다. 요통의 원인이 이렇기 때문에 물리치료, 운동요법, 일반 침치료 등 어떤 치료로도 근본적으로 디스크를 해결하지 못한다. 8체질의 침법 중에 디스크방을 제대로 적용하면 효과를 볼 수 있다. 내가 읽은 사례 중 하나인데, 오래 누워있기도 힘들어하고 제대로 걷지도 못한 디스크 환자가 보호자의 부축을 받고 한의원을 찾았는데 디스크방 침치료를 받고 다음날 혼자 운전을 하고 찾아왔고, 이후 3달간의 치료로 완치되었다 한다. 이 디스크 치료가 가능한 이유는 병의 근본원인이 병이 발생된 척추의 문제가 아니라 장부의 불균형 심화로 인해 야기된 근육 및 골격계의 문제로 발생한 것이기 때문에 8체질 침법중 디스크방을 적용해 장부의 불균형을 완화해서 근육 및 골격계의 불균형을 해소하는 식으로 치유된 것이다.

모든 질병의 근본원인인 염증을 어떻게 다스릴 것인가가 모든 병의 예방에 대한 답이고, 질병치료의 답이다.

염증은 면역력이 약해져 몸이 제대로 역할을 하지 못하기 때문에 발생한다. 면역력은 왜 손상되는가? 위에서 그림을 그려 여러 번 설명한 바처럼 오장육부의 불균형이 심화되면 면역력이 손상된다. 그래서 몸이 스스로 치유하는 힘을 발휘하지 못하는 것이다. 따라서 모든 병의 예방과 치유는 장부의 불균형을 완화하는 데서 찾을 수 있다.

물론 외부 감염, 맹장, 외부의 물리적 충격에 의한 골절·상처 등과 같은 경우는 약이나 수술 등과 같은 대처가 필요하다. 면역력이 저하되어 환절기에 결막염이 왔다면 면역력 강화를 통해 자연치유를 기다릴 수만은 없다. 이때는 안과를 찾든가 혹은 8체질침법이 필요하고 빠른 회복을 위해 8체질섭생이 필요하다.

그러나 약은 부작용이 있다. 예를 들면, 콜레스테롤 수치를 낮추는 약들은 혈당수치를 높여 당뇨병의 원인을 제공한다. 또 소화를 막아 속쓰림을 유발한다. 또 면역체계를 손상시켜 항생제를 먹어야 한다. 통증이 계속되면 결국 통증을 덮어버리려는 마약성분(narcotic) 약을 먹는 재앙에 이른다. 이렇게 약 한 알을 먹기 시작하면 그 부작용을 치료하기 위해 다른 약을 먹고, 그 약 때문에 또 부작용이 생겨 또 다른 약이 추가된다. 이렇게 해서는 조그만 병이 점차 커지고 다른 병을 불러들이는 식으로 평생 약을 끊을 수 없게 된다. 증상을 야기한 근본원인을 찾아 되돌려 놓아야 면역력이 살아나 우리 몸이 스스로 치유할 수 있다. 답은 8체질이다. 8체질은 장부의 불균형을 완화해 면역력을 높여 몸의 자연치유기능을 끌어내니까.

6. 왜 8체질 치료효과가 반감되는가

　전 서울대 해부학교수였고 8체질로 명성을 날린 이명복 박사의 견해를 아래에 정리 소개한다.

　"필자(이명복 박사)는 1970년의 전반에는 체질침법치료와 체질식이요법만으로 거의 모든 만성 고질병치료가 잘 되었는데 70년대 후반부터는 치료효과가 잘 안 나타나 고민하고 있다. 1977년에 나온 '미국상원 영양문제 특별위원회 보고서'를 1981년 읽어 보고 그 이유를 깨닫게 되었다. 즉 그 이유는 정제가공식품(슈퍼마켓에 쌓여있는 가공 식품, 인스턴트식품)을 많이 먹어 건강이 약해지고 회복력이 약화되고 있어 치료의 효과가 잘 안 나타나게 되어 있다는 것이다.

　또 자연식, 즉 현미잡곡밥을 해먹어도 병이 속히 좋아지지 않는 이유도 알게 되었다. 현재 우리나라의 농사법을 살펴보면 벌써 일제시대부터 화학비료를 많이 써왔고 해방 후에는 농약을 많이 쓰고 있어 필수영양소가 부족하고 유해물질이 많이 들어 있고 항생제, 발육촉진호르몬제, 농약이 포화상태로 된 사료를 쓰고 있으니 소고기, 돼지고기, 닭고기, 계란, 우유 등이 양질의 영양물이 못되고 도리어 유해독소가 되어 있는 것이다."

7. 8체질 궁합

(1) 사람이 내뿜는 기운이 서로를 해치거나 살리기도 한다

물질만 사람에게 영향을 미치는 것이 아니다. 사람도 체질에 따라 내뿜는 음양오행의 기운이 다르기 때문에 서로 영향을 미친다. 음식과 마찬가지로, 체질이 유사할 경우 강한 장기가 더 강해지고 약한 장기는 더 약해져 장부의 불균형이 심화된다.

사람에게 나오는 음양오행의 기운은 사람을 해치기도 하고 살리기도 한다. 90세의 고령으로 나이에 비해 비교적 건강한 할머니의 체질을 감별했더니 태양인 금음체질이었고 입주 가정부는 태음인 목음체질이었다. 이 가정부가 입주할 당시에는 할머니가 팬티에 변을 지릴 만큼 건강이 나빴다. 그런데 1년이 지나 그런 증세가 사라진 것이다. 금음체질의 장부 강약 서열은 폐/대장 〉 신/방광 〉 비/위 〉 심/소장 〉 간/담이고, 목음체질은 정반대인 간/담 〉 심/소장 〉 비/위 〉 신/방광 〉 폐/대장 순서이다. 목음체질인 가정부의 강한 간/담의 기운이 금음체질인 할머니의 약한 간/담의 기운을 솟게 하고, 금음체질의 강한 폐/대장의 기운이 목음체질의 약한 폐/대장의 기운에 도움을 줘 두 사람 모두 건강이 좋아진 것이다.

환자와 체질궁합이 맞는 간병인이 환자의 발을 중심으로 해서 전신을 잘 지압해주면 놀라운 치료효과를 보인다. 사람에게서 나오는 기운이 가장 강력한 치료제이다.

금음체질인 직장인인 여성이 '같은 여성 사이에도 기운을 주고 받나요?'라고 내게 물었다. 왜 그러냐고 했더니, 같이 근무하는 과장이 태음인 여성인데 같이 지방 출장을 다녀오면 피부가 좋아지고 컨디션도 좋아지더라고 했다.

필자는 비/위가 강한 체질이라 늘 넘치는 식욕으로 고민한다. 그런데 어머니 혼자 사시는 아파트에 가면 식사량이 절반 이하로 떨어진다. 물도 덜 마시는데 몸의 대사가 떨어진다는 의미다. 필자는 금양체질이고 어머니는 토양체질이다. 두 사람 모두 비/위가 강하고 신/방광은 약하니 한 공간에 있으면 비/위의 기운은 더 상승하고 신/방광의 기운은 더 약해져 장부의 불균형이 심화되니 식사량이 줄어들고 물도 덜 마시게 되는 것이다. 만약 아들인 필자가 아파서 어머니가 아들을 간호한다면 증세를 더 악화시키는 식으로 작용한다. 이런 금양과 토양의 상호작용보다 더 나쁜 것이 금양과 금양 혹은 토양과 토양처럼 같은 체질의 조합이다.

지난 여름 날씨가 더워 근처 공원 벤치를 찾아 쉬고 있는데 노신사 한 분이 말을 걸어와 체질감별을 해줬다. 목음체질이었다. 조금 있더니 그 노신사는 부인을 데려와 체질감별을 해줄 것을 부탁했다. 부인도 같은 목음체질이었다. 같은 체질이니 당연히 강한 장부인 간/담은 서로 기운을 솟게 하니 더 강해지고 약한 폐/대장은 더 약해지며 오장육부의 불균형이 심화되어 면역력이 손상된다. 노신사는 백납증으로 고생하고 있었다. 현대의학으로 치료 불가능한 백납증은 난치병이다.

막내아들이 원해 웰시코기라는 품종의 개를 샀는데, 개집의 지붕을 보완하려고 목재소를 갔다. 건강이 좋지 않아 보여 60대 부부의 체질을 감별했더니 두 사람 모두 금양체질이었다. 남편은 베체트병으로 고생하고, 부인도 건강이 안 좋은 상태였다. 노브랜드 편의점을 운영하는 부부가 모두 금양체질인데, 남편이 당뇨가 심해 본인의 오줌을 받아 마시는 민간요법을 하고 있었다. 같은 체질이니 강한 장부인 폐/대장은 서로 기운을 솟게 하니 더 강해지고 약한 간/담은 더 약해지며 오장육부의 불균형이 심화되어 면역력이 떨어져 건강을 해치게 되는 것이다.

(2) 환자와 간호하는 사람의 체질이 안 맞으면 병이 악화된다

병으로 눕게 되면 가족 누군가가 극진히 간호를 하게 되는데, 이런 지극한 간호가 병세를 더 악화시킬 수 있다. 간호하면 한 공간에서 서로 호흡하며 기운이 교환되고, 맨손으로 수발을 하다 보면 미세하나마 체액이 스며들어 전달된다. 병석에 있는 환자와 가까이 지내며 오래 대화하고 신체적 접촉을 통해 피부의 분비물이 교환된다. 같은 체질인 경우 이런 과정을 통해 강한 장기가 더 강해지고 약한 장기는 더 약해지는 식으로 오장육부의 불균형을 심화해 서로 건강을 해치게 된다. 간호하는 사람이 건강을 잃고 더 먼저 숨지는 일도 종종 있는데, 이런 원리 때문이다.

아이를 키우는 집이라면 경험해봤을 텐데, 유독 아이가 부모 중 어느 한쪽과는 잠을 잘 이루지 못하는 경우가 있다. 내가 누운 자세에서 둘째 아들을 흔들침대에 눕히고 손으로 흔들다 보면 아들이나 나나 금새 잠이 들어 잘 키웠고, 그 흔들침대를 소중히 보관해뒀다. 셋째 아들이 태어나자 그 흔들침대를 꺼내 사용했는데, 이 아이는 한두 시간이 지나도 잠들지 못하고, 잠들었다가도 금새 다시 깼다. 그 때는 둘째와 셋째 아들의 반응이 왜 이렇게 다른지 원인을 몰랐다. 12년이 흘러 셋째 아이가 초등학교 6학년일 때 체질감별을 해봤는데, 나와 같은 체질인 태양인 금양체질이었다. 여의도 성모병원에서 태어나 퇴원하는 날 셋째 아이를 안고 엘리베이터를 탔을 때 내가 아이를 안으며 울었고 결국 이모에게 맡겼던 기억이 난다. 흔히 갓난아기는 초감각을 가진다고 하는데 서로 기운이 상충하는 것을 아이가 본능적으로 느낀 것이다. 둘 째 아이는 소음인 수양체질인데, 8체질적으로 봐서 태양인 금양체질인 나와 서로 잘 맞는다.

가톨릭 서울대교구에서 같이 근무했던 동료에게 들은 말인데, 그가 전에 N회사 전산실에 근무했을 때 전산실에는 남성만 있었다. 이렇게 남자만 모아놓았더니 묘한 냄새가 전산실에 풍겼는데, 일명 홀아비 냄새이다. 여직원이 합류하자 이런 냄새가 사라졌다. 사람 사이에 작용하는 기운이 호르몬 분비에 영향을 주기 때문에 이런 현상이 발생하는 것이다.

8체질을 감별할 때 오링테스트나 AK테스트을 사용한다 했는데, 대상이 어린아나 노약자여서 힘을 측정할 수 없을 때는 중간에 건강한 3자를 세워 서로 손을 잡게 하고 대상에게 자극을 가한 뒤 3자의 힘을 테스트한다. 사람 사이에는 기운이 전달되기 때문에 중간의 3자를 거쳐 힘이 고스란히 전달된다.

환자인데 간호하는 사람과 체질이 같은 경우는 어떻게 해야 할까? 체질섭생에 충실하고 생활환경도 체질에 맞도록 한다. 서로 그릇을 구별해서 반찬을 따로 담고, 각자 침대를 사용하는 것이 바람직하다. 물론 젊고 건강한 상태라면 지나치게 연연할 필요는 없다. 우리가 접하는 환경이나 음식이 기준에 부합하지 못해도 건강한 사람이라며 문제없이 이를 소화해 생활에 문제가 없는 것과 같은 맥락이다.

사람은 신체적인 면 못지않게 정신적인 면도 중요하다. 체질이 다르면 오장육부의 기운이 서로 보완적으로 작용해 건강에 이롭다 했지만, 체질이 다르면 정신적인 면에서 상이점도 많아 서로 마음을 나누기 어려운 단점도 있다. 사회생활을 할 때는 같은 체질일 경우 근본적인 내적 성향이 비슷하다는 점이 동류의식을 일으켜 소통에 도움이 될 것이다. 가족이라면 체질이 달라도 서로 다르다는 것에 대해 이해하고 용인하는 폭이 넓을 것이다.

물론 8체질의 음양 오행만으로 건강의 호불호를 모두 규정할 수는 없다. DNA를 포함해 생명체를 구성하는 수많은 변수 중 음양 오행의 범주와 다른 차원의 카테고리가 있을 것이고, 그 다른 뭔가가 8체질의 음양 오행적 요소를 보완하거나 완충하는 역할을 할 것이다. 태양인 중에도 술 잘 마시는 사람이 있고, 부부가 체질이 같아도 큰 불행없이 그럭저럭 잘 사는 경우도 있다. 무엇으로도 인생을 단순하게 도식화할 수 없고, 그 무언가의 변수에 희망을 걸며 헤쳐나가는 것이 인생이다. (우리 눈에 안 보이는 뭔가가 우리를 이끌어 간다.)

(3) 8체질 궁합

부부 사이의 체질궁합은 첫 단추에 해당하는데, 이 첫 단추가 어긋나면 태아에도 영향을 주고, 아이가 태어나서도 부모와의 체질궁합이 어긋날 가능성이 높다. 체질궁합만으로 볼 때는 장기의 강약구조가 정반대가 좋다.

체질별 궁합적합도

금양체질 : 목양체질 〉 수음체질 〉 수양체질

금음체질 : 목음체질 〉 토양체질 〉 목양체질

토양체질 : 수양체질 〉 금음체질 〉 목양체질

토음체질 : 수음체질 〉 목양체질 〉 수양체질

목양체질 : 금양체질 〉 토음체질 〉 토양체질

목음체질 : 금음체질 〉 수양체질 〉 수음체질

수양체질 : 토양체질 〉 목음체질 〉 토음체질

수음체질 : 토음체질 〉 토양체질 〉 금양체질

(4) 소아난치병과 8체질궁합

부부가 같은 체질일 때는 강한 장부가 더 강해지고 약한 장부는 더 약해져서 장부의 불균형이 심화된다. 소아난치병는 체질이 같은 부부의 특성이 한 방향으로 더 치우친 것이 원인이 되어 타고난다. 물론 같은 체질의 부부 사이에 출생한다고 해서 모두 난치병에 걸리는 것은 아니다.

체질이 유전된다는 점을 감안할 때 같은 맥락으로 거론될 수 있는 것이 혈족간 결혼으로 인한 질병과 유전병의 문제다. 고대 이집트 프톨레마이오스 왕조, 신성로마제국 합스부르크 가문 그리고 러시아 제국의 로마노프 왕조는 가족이나 친척간의 혼인으로 그들의 순수혈통을 이어갔다. 그 결과 비슷한 유전자를 가진 부모로부터 열성유전자를 물려받을 확률이 높아져 질병과 유전병의 원인으로 작용했다. 합스부르크 자식들은 간질·통풍·수종에 시달렸고, 로마노프 가문 아들들은 혈우병에 시달렸다.

다음은 같은 체질의 부부에게서 나타날 수 있는 선천적인 질환의 사례이다.

토양체질 부부 : 불임
금양체질 부부 : 골수구성백혈증, 백혈구감소증, 재생불량성 빈혈
금음체질 부부 : 근무력증
목양체질 부부 : 뇌성마비, 지체부자유아
수음체질 부부 : 선천성 뇌수종, 임파구성백혈증

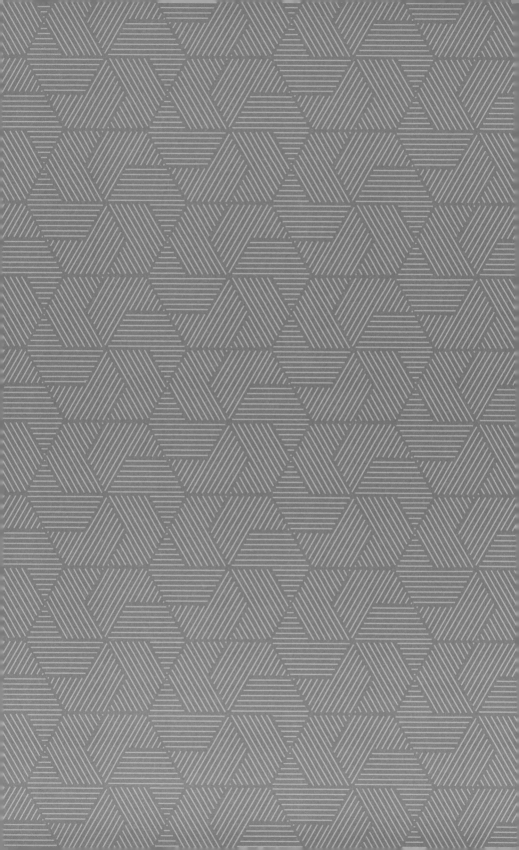

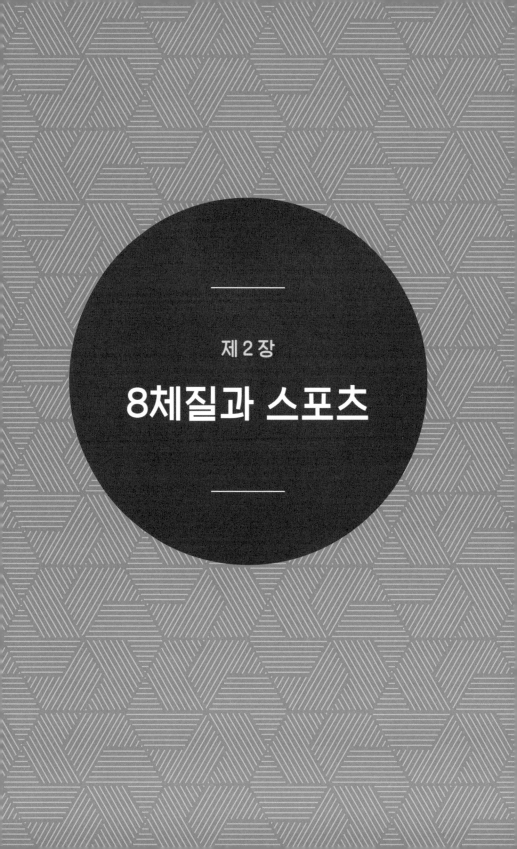

제 2 장

8체질과 스포츠

'어떤 종목의 운동선수가 되느냐는 체질이 결정한다'

1. 축구선수는 심폐기능이 좋은 체질로 구성된다

축구선수는 8체질 중에서 태양인(금양체질, 금음체질) 이거나 소음
인 수양체질에서 나온다. 축구는 전후반을 격렬하게 뛰는 운동이다.
따라서 심폐기능이 강해야 한다. 심폐기능이 발달한 체질은 태양인(금
양체질, 금음체질)과 소음인 수양체질이다.

광주대학교 축구팀 1, 2학년생 15명에 대해 체질감별을 했는데, 태양
인(금양체질, 금음체질)이 5명, 소음인 수양체질이 9명이었다. 15명 중 14
명이 태양인(금양체질, 금음체질) 및 소음인 수양체질이다. 나머지 한 명
은 목음체질인데 주력과 심폐기능이 많이 요구되지 않는 수비수였다.

2. 축구선수는 왜 대회기간에 육고기를 멀리하는가?

이 팀의 코치에 의하면, 대회 기간에는 선수들에게 육고기를 먹이지
않는다 한다. 이유는 오랜 경험상 육고기를 먹이면 선수들이 제대로 뛰
지 못한다는 것이다. 필자가 이를 8체질 관점에서 보면, 태양인 체질
은 간/담이 약한 체질이라 육고기를 먹으면 컨디션이 저하되고 몸이 망
가져 부상을 당하기 쉽다. 소음인 수양체질은 소고기는 괜찮지만 돼지
고기는 몸을 냉하게 하고 신장이 강하게 타고난 수양체질의 신장을 더

강하게 해서 장부의 불균형을 심화시켜 해롭다.

여성사회인 출신으로 구성된 한사랑축구팀의 6명에 대해 체질감별을 했는데 6명 모두 태양인 및 수양체질이었다.

3. 박지성이 뛰었던 맨유의 식단과 한국 축구팀의 식단에 8체질이 반영되어 있다?

2007년에 FC 서울과의 친선경기를 위해 한국을 방문한 맨유의 식단은 주목할만하다. 한국에 머무는 동안 호텔 측에 요구한 식단의 큰 원칙은 '저지방'이었다. 구체적 요구는 다음과 같다.

1. 모든 메뉴에 마요네즈가 함유되지 않도록 하라.
2. 아주 적은 양의 올리브유와 버터를 허용
3. 우유는 저지방 제품을, 유지방이 풍부한 치즈는 최소화하라.
4. 고기는 지방을 제거하고, 닭고기는 껍질을 벗겨 달라.
5. 채소 요리엔 기름을 쓰지 말라.
6. 야채 샐러드에 오일 드레싱을 얹지 말고 식탁마다 올리브유를 비치하라.

8체질의학에서 볼 때, 간이 약한 태양인(금양체질, 금음체질) 및 소음인 수양체질은 담즙분비가 적어 기름기나 지방이 많은 식품은 컨디션 난조를 일으킨다. 특히 트랜스지방은 최악의 식품인데, 마요네즈는 다

량의 트랜스지방을 함유하고 있으니 이를 전면 금지한 것은 8체질의학과 맥락을 같이 한다.

맨유가 8체질의 개념을 알리는 없겠지만 이 정도만으로도 서양과학의 최첨단 스포츠연구에 기반한 체력관리기법은 경탄할만하다.

우리나라 축구지도자들은 대회기간에 선수들에게 육고기를 먹이지 않는다. 고기를 먹이면 선수들이 체력저하로 제대로 뛰지 못하기 때문이다. 우리나라 지도자들이 맨유와 같이 최첨단의 스포츠연구에 기반한 것은 아니지만 경험적으로 육고기를 먹이지 않는다.

맨유가 우리나라 지도자들과 달리 육고기를 전면적으로 금지하지 않고 지방을 제거해서라도 먹이는 것을 8체질의학의 관점에서 어떻게 평가하는가? 태양인은 채식체질이기 때문에 육고기가 경기력을 저하시키는 것은 명확하다. 그러나 소음인 수양체질은 체력관리를 위해 반드시 육고기가 필요하다. 맨유는 육고기가 필요한가 여부를 구분할 수 있는 체질개념이 없기 때문에 이 정도 수준의 식단관리를 하는 것이고, 만약 그들이 8체질의학을 도입한다면 더 정교한 식단관리가 가능한 것이다.

맨유의 식단관리와 우리나라 지도자들의 식단관리를 모두 충족하는 최적의 축구선수식단관리는 8체질의학에서 도출할 수 있다.

심폐기능이 요구되는 종목은 태양인 및 소음인 수양체질의 선수구성을 이룬다. 따라서 위의 기법은 축구는 물론 쇼트트랙, 스피드스케

이팅, 달리기, 수영 등의 종목에도 적용할 수 있다. 나아가 다른 8체질 분포를 보이는 다른 종목으로도 8체질식단을 확장 적용할 수 있다.

4. 박지성은 무슨 체질일까

두 개의 심장을 가졌다는 말을 들을 만큼 지치지 않는 지구력을 가진 박지성은 무슨 체질일까? 그의 아버지는 아들의 체력을 위해 충분한 쇠고기를 챙겨주려고 정육점을 운영했다는데, 만약 박지성이 태양인체질이라면 쇠고기가 독이 되어 오히려 선수생활을 망쳤을 것이다. 쇠고기가 보약이 되었다는 것은 박지성이 소음인 수양체질이었다는 의미다. 그의 온순한 성격은 소음인 수양체질임을 확신하게 한다.

우리 축구대표팀이 강호 세르비아와 평가전을 했을 때 우리 미디어는 세르비아의 주장이며 한 때 강력한 파워로 영국 프리미어 리그를 주름잡았던 이바노비치를 거대 심장을 가진 짐승이라 표현했다. 맨유 감독인 주제 무리뉴가 그를 거대한 심장을 가진 짐승이라고 했던 것을 따른 것이다. 지칠 줄 모르고 뛰는 박지성을 표현할 때도 두 개의 심장을 가졌다고 하는데, 이바노비치나 박지성에 대한 이런 표현은 8체질 관점에서 봤을 때 잘못된 표현이다. 잘 뛰려면 폐가 강한 장부인 태양인이나 소음인 수양체질이어야 한다. 장부의 서열에서 심장이 강한 체질은 태음인 목음체질과 소양인 토양체질이다. 유현진 선수가 목음체질인데, 그는 LA다저스에서도 달리기할 때면 가장 뒤에 처져 미디어에서 화제가 된 적이 있다. 학교 체육의 오래달리기나 군대에서 가장 구보를 힘들어 하는 체질이 폐가 약한 토양체질이다. 잘 뛰려면 심장이 아니라 심폐기능이 발달해야 하기 때문에 축구선수는 태양인(금양체질, 금음체질)와 소음인 수양체질 위주로 구성되어 있다.

5. 야구선수는 골격과 근육이 좋은 체질로 구성된다

야구선수는 8체질 중에서 태음인(목양체질, 목음체질)이나 소음인(수양체질, 수음체질)에서 나온다. 야구는 순간적으로 공을 강하게 던지거나 치는 운동이라 뼈대와 근육이 발달해야 한다. 뼈대와 근육의 형을 좌우하는 것이 간/담이다. 간담이 강한 체질이 태음인(목양체질, 목음체질) 및 소음인 수음체질이다.

2015년 11월 청룡기 고교야구대회에서 뛰었던 광주일고 야구선수 24명 중 태음인(목양체질, 목음체질) 및 소음인(수양체질, 수음체질)체질은 20명으로 전체 체질의 83%에 이른다.

태양인(금양체질, 금음체질)이 3명으로 13%이다. 이 선수들이 프로에 진출하면 얼마나 성장할까? 필자의 추측으로는 아마추어 시절 유망주 태양인 선수들이 프로에 진출하면 대부분 조기 은퇴로 별다른 주목을 받지 못한 채 선수생활이 끝난다는 것이다.

6. 왜 태양인체질의 유망주는 야구에서 꽃을 피우지 못할까

야구는 근육운동이기 대문에 근력을 기르기 위해 육고기 위주 식단이다. '고기를 먹어야 힘을 제대로 쓴다'는 말이 적용되는 것이다. 그런데 태양인은 간/담이 약하기 때문에 육고기를 먹으면 컨디션이 저하되어 제대로 힘을 쓰지 못하고, 이런 식생활이 지속되면 기량저하는 물론 부상을 당한 가능성이 높아진다. 당연히 태양인 체질이 도태될 수밖에 없다. 따라서 프로구단은 태양인체질 선수를 선발하지 않든가, 뛰어난 유망주여서 선발했다면 태양인체질 섭생을 시켜야 선수가 성장한다. 이에 비해, 태음인(목양, 목음체질)은 간/담이 강해 육고기가 선수의 성장을 돕기 때문에 프로에 진출할 때는 주목받지 못하던 선수가 대기만성하는 예가 허다하다. 프로야구의 운영에 참고할 만한 사항이다.

나이가 많아질수록 비체질식품에 민감해지고 가하는 해가 더 커진다. 태양인 선수가 도태되는 극적인 예가 최희섭선수이다. 그는 미국 메이저리그에서 2003년 4월 최우수 신인으로 뽑힐 만큼 발군의 실력을 보이다 한국에 돌아와 기아에서 뛰었지만 부진을 보이다 고질적인 허리통증으로 은퇴했다. 이는 41세까지 발군의 활약을 하다 은퇴한 이승엽 선수와 대비된다.

스포츠 분야에서 유망주였지만 소리없이 사라지는 선수는 체질에 역행하는 섭생을 오래 한 탓에 부상이나 건강문제가 발목을 잡았을 가능성이 크다. 이에 대한 체계적인 조사, 연구가 필요하다.

7. 한국 출신 메이저 리그 선수들 체질

홍미로운 사실은 우리나라를 대표하는 야구선수로서 메이저리그에 진출한 선수들이 메이저리그에서 상을 받은 계절이다. 최희섭은 2003년 4월에 '이달의 신인', 박찬호는 1998년 7월에 최우수선수, 추신수는 2008년 9월 / 2015년 9월에 두 번 '이달의 선수', 강정호는 2015년 7월에 '이달의 신인'에 선발되었다. 태양인인 최희섭은 기온이 낮은 4월에 상을 받았고, 태음인 체질인 박찬호, 추신수, 강정호는 땀이 많이 나는 무더운 여름에 상을 받았다. 태양인은 차가운 물로 냉수욕을 해야 좋은 컨디션이 유지되고, 태음인은 땀을 흠뻑 쏟아야 좋은 컨디션이 유지되는 맥락으로 볼 때 상을 받은 시기가 의미있다.

8. 정교한 지적 노동이 요구되는 분야는 태양인 비중이 높다

프로바둑선수가 되려면 태양인(금양체질, 금음체질)이어야 한다. 정교한 지적 노동이 요구되는 직종일수록 태양인체질 비중은 높아진다. 우리나라 바둑기사들 중 80% 이상은 태양인체질이다. 저자가 2015년 10월 제96회 전국체전 바둑대회 개인전에서 박하빈 선수를 8체질 테이핑 요법으로 지원했는데, 금메달을 땄다. 그는 태양인 금음체질이었고, 집중력과 체력을 끌어올리기 위해 이 체질에 맞는 8체질 테이핑 요법을 적용했다.

2016년 5월 제 45회 전국소년체전 바둑대회에서 3명으로 구성된 첨단중학교 선수를 8체질 테이핑 요법으로 지원했는데, 금메달을 땄다. 3명의 구성원은 모두 금음체질이었고, 집중력과 체력을 끌어올리기 위해 이 체질에 맞는 8체질 테이핑 요법을 적용했다.

세계 무적의 대한민국 양궁은 어떤 체질 분포를 보일까? 저자가 2017년 8월에 국제 양궁장에서 연습 중인 10명(광주시청, 호남대, 광주시체육회, 운리중)을 감별했는데, 7명이 태양인이었다.

9. 8체질로 본 동아시아 3국의 스포츠

일본 축구가 한국 축구를 앞지르는 이유가 뭘까? 14억 인구의 중국 축구가 한국, 일본에 밀리는 이유는 뭘까?

축구는 90분을 줄기차게 뛰어야 하기 때문에 심폐기능이 뛰어나야 한다. 폐가 발달한 태양인 및 소음인 수양체질은 비교적 가는 손목, 발목에 호리호리한 체형이다. 일본은 한국보다 태양인, 소음인 수양체질의 비율이 훨씬 높다. 당연히 뛰어난 선수도 많기 마련이다. 중국은 태양인 비율이 아주 낮다. 중국음식은 고기와 기름기가 많은 것이 특징이다. 이런 식사를 한 중국의 태양인 및 소음인 수양체질의 선수들이 제대로 뛸 수 있겠는가.

일본은 고교 팀 4,000여개, 한국은 70개. 그런데 경기를 하면 엎치락뒤치락 박빙의 승부를 펼친다. 놀라움을 넘어 충격이다. 이유가 뭘까?

옆으로 퍼진 야구선수의 체형을 보라. 뼈대와 근육 형성을 좌우하는 것이 간이다. 간이 강한 태음인이 절대적으로 유리한 운동이다. 한국은 일본에 비해 남성의 태음인 비율이 아주 높다. 그러니 한국 야구는 힘에서 일본을 압도한다. 우리나라 야구팀에 대한 8체질 분포는 앞에서 언급했다.

10. 8체질 섭생이 선수들의 경기력을 획기적으로 높인다

위에서 축구, 야구, 바둑 종목의 8체질 분포를 언급했는데, 모든 스포츠 종목이 이렇게 오장육부의 강약에 따른 영향을 받기 때문에 각 종목마다 구성원이 특정 체질에 치우쳐있다. 스포츠의 성적은 체력에서 나온다. 체력은 어떤 식단이냐가 중요하다. 성적 향상을 위해서는 스포츠 선수들의 식단에 8체질 섭생이 도입되어야 한다.

2015년 11월 청룡기 고교야구대회가 고척돔구장에서 열렸는데, 필자는 시합 전에 광주일고 선수들에게 8체질요법을 적용해 컨디션을 끌어올렸다. 태음인 목양체질이었던 박주홍 선수(한화가 2018년 신인 2차 지명)는 전날 학교를 출발할 때 옆자리에 태양인 금양체질인 윤창성 선수를 앉혔다. 오장육부의 구조가 정반대인 이 두 체질은 서로 좋은 기운을 주고 받는데, 이런 반대되는 체질의 경우 아프던 사람이 자연치유가 되는 경우도 봤다. 에이스인 태양인 금음체질 박현준 선수 옆에는 반대체질인 목음체질의 선수를 앉혔다. 결과는 강호 충암고를 상대로 박주홍의 눈부신 호투, 그리고 타자들의 미친 타격감으로 10-0 5회 콜드게임승이었다.

경기가 끝나고 식사를 하려 간다기에 메뉴가 고기라서 다음날 투구가 예정된 주전투수 김현준 투수(당시 졸업반으로 기아 1차지명 상태)는 따로 식사를 시키자고 필자가 감독에게 제안했다. 그러나 단체행동이 중시되기 때문에 함께 해야 한다는 감독의 입장 때문에 어쩔 도리가 없었다. 첫 경기로 분위기가 풀어진 탓인지 박현준 선수를 비롯해 많은 선수들이 내가 정해준 룸파트너 조합으로 룸을 사용하지 않았다. 다음날 아침 선수들에게 8체질요법을 적용하는데 타자들이 한결같이 상대팀 에이스인 윤성빈을 상대로 점수내기 힘들다고 했다. 윤성빈 선수는 고2때 청소년대표로 뽑힌 초고교급 투수였다(롯데가 2017년 신인 1차 지명). 나는 선수들에게 '너희들이 5점은 낸다'고 자신감을 불어넣었다. 경기가 시작되자 광주일고 타자들은 윤성빈 공략에 성공해 3점을 냈다. 타자들의 활약에 비해 운이 따라주지 않아 점수가 더 나지 않았지만 기대를 뛰어넘은 결과였다. 박주홍 선수는 내가 정해준 윤창성 선수와 전날에 이어 같은 룸을 사용했고, 막강 부산고를 맞아 분부신 호투를 했다. 문제는 구원으로 올라온 박현준 선수였다. 고기 식사에 룸 사용도 정해준 8체질 룸메이트가 아니었던 탓인지 7회에 3점 동점 홈런을 맞고 8회말 역전타를 맞아 맥없이 무너졌다.

채식체질인 태양인 금음체질 김현준 선수는 기아가 1차지명 했지만 프로에서는 그리 큰 활약을 하지 못하리라 예상된다. 10대 때는 면역력이 강하고 신진대사가 활발해 육식위주의 야구단 식사의 부정적 영향을 그런대로 이겨낼 수 있지만 나이가 들수록 잘못된 체질식의 영향으로 부상이나 컨디션 난조를 겪을 것이기 때문이다. 이에 비해 비록 한화가 1차가 아닌 2차지명을 했지만 목양체질의 박주홍 선수는 성장가능성이 아주 높다. 분명히 기아 1차지명의 김현준 선수보다 프로무대에서 성장 가능성이 훨씬 크다. 선수의 기본은 체력인데, 식단이 불리한 김현준 선수는 체력이 내리막을 걸을 거고, 박주홍 선수는 오르막인데 누가 더 높이 오르겠는가? 한번 지켜보기 바란다.

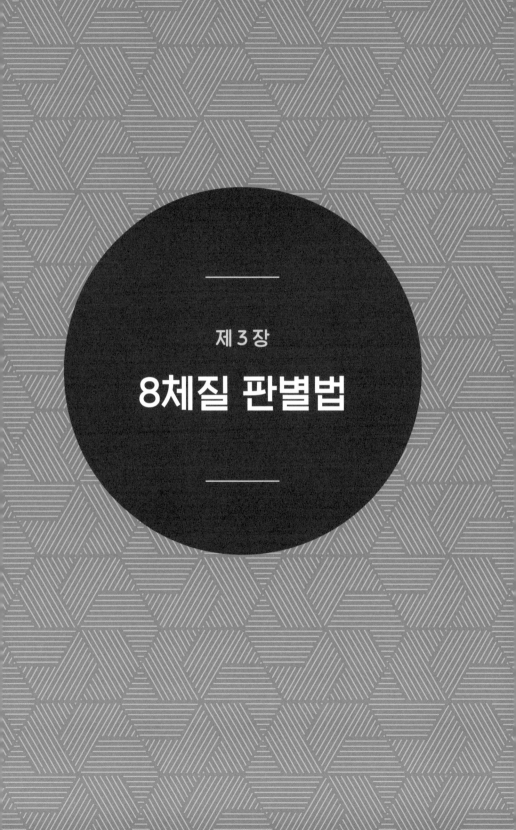

제 3 장

8체질 판별법

1. 원인 모를 증상으로 고통 겪는 사람은 대부분 태양인

건강 문제로 심각한 고통을 겪고 있는 사람은 대부분 태양인이다

간이 약한 장부구조 때문이다. 내가 태양인인가 의문을 가져보라! 태양인은 인구의 1%가 아니라 대한민국에서 흔한 체질이다. 우리의 독특한 국민성과 사회적 역동성 그리고 한류는 태양인 기질 때문이다.

2017년 11월 4일 초등학교 동창회를 했는데, 55세의 나이에 전체 동기 150여명 정도에서 30명이 참석했다. 태양인 비율이 57%였다. 태양인이 성격이 적극적이고 외향적인 측면이 있어 참석률이 높았다 치더라도 이는 우리 사회의 태양인 비율이 얼마나 높은지 짐작하게 한다. 최근에 내가 퇴직한 필드테크란 회사에서 태양인 비율은 52%였다. 전국적으로 8체질감별을 하는 최고 권위의 한 전문가는 태양인 비율을 50~60%로 판단했다.

사상체질은 경락의 혈자리로 검증이 되지 않고 약물반응, 생김새, 성격 등으로 구분하기 때문에 4가지 체질의 정의 자체가 모호하다. 태양인이 전 인구의 1%라는 개념도 이런 추상적인 모호한 분류에 의한 거라 별 의미가 없다. 이에 비해 8체질은 12개 경락 오수혈에 가해지는 보/사로 나타나는 생체반응으로 장부의 강약 서열을 구분해 체질을 판별한다.

교직은 여성이 선호하는 직업이라서 우수한 여성 인재들의 진출이

높다. 정교한 지적 노동이 요구되는 바둑계에 태양인 비중이 80% 이상
으로 압도적으로 높은 것처럼 교직의 태양인 비중도 매우 높다. 화개초
등학교 교사들의 8체질감별을 하면서 깜짝 놀란 사실은 태양인 비율
이 80% 이상이고, 이들 태양인들의 건강상태가 너무나 부실하다는 것
이다. 간은 인체의 화학공장으로 모든 음식물의 대사에 관여하며 해독
기능을 하는데, 오장육부 구조상 간이 약한 태양인은 현대 사회의 가
공식품, 부족함 없는 육식, 환경오염, 스트레스, 운동부족 등이 복합적
으로 작용한 결과이다. 심각한 질환으로 병원신세를 지는 사람은 대부
분 태양인이다.

간은 뼈대와 근육을 담당하는데, 간이 약한 태양인은 예외도 있지
만 대부분 손목이 가늘다. 한류를 대표하는 연예인, 가수의 손목을 보
라. 가늘다. 날씬하다. 태양인이라는 의미다.

육고기나 튀긴 음식을 먹으면 속이 불편하고 자주 체한다면 태양인
일 가능성이 높다. 태양인은 채식 위주의 식사를 하면 속이 편하고 체
중관리도 용이하다. 반대로 태음인(목양체질, 목음체질)은 간이 강해 손
목이 굵고 육식 위주의 식단이 다이어트 효과가 있는데 채식 위조의
식사를 하면 배변이 나빠진다. 태양인이 초식동물인 소나 토끼라면 태
음인은 육식동물인 사자나 호랑이에 비유된다.

젊은 세대도 예외는 아니지만, 특히 중장년 사람들 중 금니를 하고
깊은 잠을 못 자거나 심각한 건강문제를 겪고 있는 사람은 거의 태양
인으로 보면 된다.

태음인(목양체질, 목음체질), 소양인 토양체질, 소음인 수음체질은 금니가 오히려 건강에 큰 도움이 된다. 88올림픽 탁구에서 금메달을 땄던 양영자 선수는 올림픽을 앞두고 훈련하던 중 체력저하와 어지럼증으로 한의원을 찾았다. 권도원 박사는 새로 한 금니 때문이라 알려줬고 이후 금니를 제거하고 무난히 훈련을 해서 금메달을 목에 걸었다. 양영자 선수는 태양인 금양체질이다.

50대의 A씨는 이명으로 고통을 받고 있었다. 그런데 어금니가 아파 임플란트를 하기 위해 10여년 전 했던 금니를 뺐더니 심하게 괴롭히던 이명이 사라졌다.

필자도 20대 후반에 금니를 했고 이후 50대가 되기까지 깊이 잠들지 못했다. 누워서 잠은 자지만 주변의 모든 소리가 귀에 들릴 만큼 잠이 얕았다. 그러다가 2016년 하반기에 임플란트를 위해 금니를 빼내고 나서 비로소 깊이 잘 수 있게 되었다. 잠들면 주위에 인기척을 느끼지 못하고 깊이 잔다는 것이 신기했다. 수면이 깊어지니 당연히 얼굴이 살아났다. 이 두 사람 모두 태양인 체질이다.

정교한 지적 노동이 요구되는 직종일수록 태양인체질의 비중이 높다. 70~80년대와 달리 90년대 들어 교직에 대한 선호가 높아지면서 학업적 성취욕이 높은 인재들이 대거 교직에 진출했는데, 이는 곧 태양인체질의 대거 교직진출을 의미한다. 교직의 태양인체질 비중이 높아졌다는 것은 심각한 건강문제를 겪고 있는 교직자들의 비율이 그만큼 높아졌다는 의미이기도 하다.

2. 태양인체질인지 여부를 가장 간단히 확인하는 방법

오링테스트 : 한 손에 금반지, 금목걸이 등 금붙이를 쥐고 다른 손으로 엄지와 검지를 동그랗게 오링을 만들어 다른 사람에게 그 오링을 벌려보라고 해서 힘의 세기를 측정하면 된다. 금붙이를 쥘 때 오링이 약해지고 맨손일 때 오링이 강해지면 태양인체질이다. 오링테스트 대신 양손을 벌려 다른 사람이 그 팔을 눌러보는 AK테스트를 해도 같은 결과를 얻을 수 있다.

AK테스트 : 피실험자의 한쪽 팔을 옆으로 뻗게 하고 실험자가 팔의 한 지점을 손바닥(혹은 한두 개의 손가락)으로 아래를 향해 누른다. 버티는 힘과 누르는 힘이 균형을 이루는 지점을 정했으면 이제 피실험자의 반대편 손에 금붙이를 쥐어주고 실험자는 선택한 지점을 다시 손바닥(혹은 한두 개의 손가락)으로 누른다. 만약 태양인이면 버티지 못하고 손이 아래로 쳐진다. 오히려 버티는 힘이 강해지면 태음인 혹은 소음인 수음체질이 가능성이 높다.

오링테스트든 AK테스트든 피실험자의 힘이 약하면 중간에 제3자를 연결한다. 즉 피실험지가 한 손에 금붙이를 쥐고 다른 손으로 제3자를 손을 잡으면 실험자가 제3자의 나머지 손에 대해 테스트를 하는 것이다.

문제는 금니를 했을 경우 태양인이라도 버티는 힘의 변화가 크지 않을 수도 있다. 이 때는 무우를 대신 사용해도 된다. 무우로 힘이 약해지면 태양인, 감자로 힘이 약해지면 소양인, 당근으로 힘이 강해지면 태음인, 오이로 힘이 약해지면 소음인으로 판단한다.

그런데 목양체질에는 금이 매우 좋다. 금반지나 금목걸이 등 금 장식구를 몸에 지니면 면역력을 높여준다. 금붙이를 손에 쥐고 위와 같이 오링테스트나 AK 테스트를 했을 때 오히려 힘이 강해지면 태음인(목양체질, 목음체질)일 가능이 높다.

태양인 체질은 환경오염과 가공식품 위주의 현대를 살아가기에 벅차다. 영문도 모르고 희귀한 질병에 시달리다 50~60대에 인생의 고비를 겪는 사람이 부지기수이다. 그러나 자신이 태양인체질임을 알고 잘 대처하면 90세가 넘어서도 건강하게 사회생활을 할 수 있다. 8체질을 정립한 권도원 박사(태양인 금양체질)나 전 서울대 해부학교수였던 이명복 박사(태양인 금음체질) 등이 그러한 예이다.

▶ 아래에서 해당 항목이 많으면 태양인일 가능성이 높습니다

태양인은 근육이 발달하고 키가 클 거라는 고정관념을 버려야 한다. 간은 뼈대와 근육의 발달에 영향을 주기 때문에 오장육부에서 간이 가장 약한 장기인 태양인은 오히려 손목이 가늘고 운동을 해도 근육이 잘 생기지 않는 편이다. 폐가 가장 강한 장기이기 때문에 어깨가 넓은 체형이다.

자기체질을 제대로 아는 사람은 30%에 불과하다. 소양인, 소음이라

생각하는 사람들이 대부분 태양인이다. 이는 8체질 감별법으로 거듭 입증되었다.

- 위에 설명한 바처럼 금붙이를 이용해 AK테스트. 금니를 했으면 둔감화로 반응이 약할 수도 있는데, 이 때는 무우를 대신 사용해도 된다. 무우로 힘이 약해지면 태양인, 감자로 힘이 약해지면 소양인, 당근으로 힘이 강해지면 태음인, 오이로 힘이 약해지면 소음인으로 판단한다.
- 독감이나 심한 피로감에 포도당주사를 맞으면 금세 증세가 완화되고 컨디션이 회복됨(제1장의 '포도당주사 주의사항' 참고)
- 비타민C(1,000mg 알약 혹은 가루 형태)를 먹으면 숙면에 도움이 되고 피로감 해소 효과가 크다.
- 소화불량, 편두통이 잦다
- 약을 써도 효과가 없고 해롭다. 양약에 대한 부작용이 많다. 항생제나 진통제, 호르몬제 등 대부분의 약물에 위장장애나 과민반응을 일으킨다. 마취제나 조영제에 쇼크를 일으키는 사람도 있다.
- **태양인의 가장 전형적인 건강이상은 다음의 여러 증세가 겹쳐서 자주 나타나는 경우다** : 눈이 잘 충혈되고, 비염으로 코가 불편하고, 입술 및 입술 주변 트러블, 자주 소화에 문제를 일으키고, 피부트러블이 잦고, 냉증이 심하다. 외식이나 회식을 하면 자주 체한다.
  음식맛을 내기 위해 식당에서 MSG를 쓰는데 이로 인해 암모니아가 생성되고, 입이 짜져서 집에 돌아와 물이 많이 들이키게 된다. 간이 약한 태양인체질에게 외식이 해로운 이유다.

- 간은 눈에 대응되기 때문에 간이 피곤하면 눈에 이상증세가 잦다. 간이 약한 태양인에게 가장 빈번한 증상이 눈의 피로, 충혈, 결막염으로 눈이 간지러움 등이다. 청소년은 면역력이 쉽게 회복되기 때문에 태양인이 육고기, 유제품만 끊어도 결막염, 눈염증이 쉽게 가라앉고, 여드름 등 피부문제까지 해결된다. 이것으로 부족하면 튀김류, 빵, 과자류, 가공식품 섭취도 제한한다. 극도로 간이 약한 경우는 나물무침 등 음식조리에 들어가는 식용유, 참기름/들기름까지 제한해야 한다.
- 육고기, 튀김닭, 피자를 먹으면 속이 불편하고 체하는 경우도 있다.
- 육고기나 기름진 음식을 먹으면 플라시보 효과로 힘이 솟는 듯한 착각을 하지만, 담즙분비가 약해 불완전 소화로 독소가 증가하고 가스와 변의 냄새가 고약하며 대장 운동이 항진되어 대변이 가늘어진다.
- 고등어를 먹으면 신물이 올라온다.
- 컨디션이 좋지 않을 때 입에서 심한 냄새가 난다.
- 간의 해독기능이 약해 몸에 축적되는 독소로 인해 면역력이 떨어져 자가면역질환이나 희귀병이 빈발한다.
- 우유, 요쿠르트를 마시고 설사하거나 배앓이, 속 메슥거림, 구역질이 있다.
- 채식위주로 다이어트를 해서 건강도 좋아지고 살도 잘 뺏다. 채식위주 다이어트로 건강이 나빠지고 살도 빼지 못했다면 태양인이 아닐 가능성이 높다.

- 아토피, 알레르기/염증성 피부질환을 겪는다. 가끔 원인 모를 피부트러블을 겪는다.(대개 음식이 원인이다)
- 피부묘기증(피부를 긁었을 때 붉혀 오르는 증상)
- 히터를 얼굴에 직접 쏘이는 경우 가렵거나 빨갛게 두드러기가 올라오는 열 알레르기가 있다. 민감한 경우는 요리할 때 가스레인지/조리기구에서 뿜어져 나오는 열기에도 불편을 느끼는 사람도 있다. 태양인은 피부 모공을 닫아주는 것이 좋기 때문에 냉수로 몸을 씻는 것이 좋다.
- 수영, 냉수샤워, 냉수마찰을 하면 컨디션이 좋아진다.
- 등이나 가슴 부위에 늘 두드러기가 솟아있다.(대부분 체질에 맞지 않는 식사가 주요 요인이다. 체질에 맞는 식생활을 하면 증상이 해소된다)
- 갑자기 온몸에 두드러기가 나타났다 사라지기를 반복하면서 상당 기간 몹시 가려운 때가 있다. 태양인이 오랫동안 체질에 맞지 않는 음식을 먹으면 과민상태가 되어 이런 식의 반응이 나타난다.
- 금니를 하고 깊은 잠을 못 자거나 심각한 건강문제를 겪고 있다.
- 14K나 그 이하 혹은 금이 포함되지 않는 합금으로 된 귀걸이, 목걸이를 착용하면 가렵거나 짓물린다.
- 학창시절 오래달리기나 군대 구보를 하면 앞선 편이었다. 태양인은 심폐기능이 좋아 학창시절 달리기, 축구 같은 종목에 강하다. 90분을 줄기차게 뛰어야 하는 축구선수는 태양인과 소음인 수양 체질로 구성되어 있다.
- 흠칫 할 정도로 강한 정전기를 느낀다
- 모든 색깔에는 고유의 파동이 있다. 파랑색의 파동은 간의 파동

과 같아서 서로 공명하기 때문에 간에 기운을 준다. 그래서 태양인은 본능적으로 파랑색에 끌린다. 이 책의 파랑색 표지에 끌리며 마음에 편하게 들어오는 느낌이면 이 책이 꼭 필요한 태양인 체질일 가능성이 아주 높다.

- **자녀가 다음과 같은 소아난치병이 있는 경우 가족이 모두 태양인일 가능성이 높다** : 근무력증, 골수구성백혈증, 백혈구감소증, 재생불량성 빈혈
- 뒷머리 아랫부분이 윗부분보다 나왔다. 뒷꼭지가 뛰어나왔다.
- 얼굴을 빼곤 건성이다. 강한 폐로 인해 수분이 지나치게 소모되어 전체적으로 건조하고 거칠다.
- 간이 다른 체질에 비해 작기 때문에, 간이 위치한 오른쪽 젖가슴(늑골과 가슴)은 위장과 비장이 위치한 왼쪽 젖가슴(늑골과 가슴)에 비해 조금 작아 보인다.
- 간은 근육과 뼈대를 담당한다. 간이 약한 태양인은 상당수가 손목이 가늘다. 비장과 위장이 약한 소음인도 상당수가 손목이 가늘다. 차이는, 태양인은 신경질을 잘 내고 투지와 의욕이 넘치고 비교적 드러나지만, 소음인은 상대에 대한 수용성이 아주 높아 말을 잘 들어주고 관계가 원만하다. 태양인은 자존심이 강해 맘대로 성취를 못하면 쉽게 흥분하고 분노를 한다. 자신의 체질이 무얼까 고민하며 소음인인가 곰곰히 생각하는 사람들이 대부분 태양인으로 판별된다.
- 말이 빠르고 목소리를 높이는 사람이 많다.
- 계속 중얼거리면서 말에 지치지 않는다. 하초에서 끌어올려 토해

내듯 폭발적인 말투를 가진 경우가 많다.

- 광대뼈가 튀어 나온 경우가 많다.

- 대의명분이 서면 어떤 것도 가리지 않고 행하는 사람이 많다.

- 가난했던 산업화 이전에는 식생활이 친환경적이고 육고기나 가
공식품이 없어 태양인에게 최적화된 환경이었지만, 이후 산업화
로 경제수준이 높아지면서 육고기와 가공식품이 풍족해져 간의
해독기능이 약한 약한 태양인은 체내 노폐물이 쌓이면서 건강에
적신호가 켜졌다. 난치병의 절대다수가 태양인이고, 특히 간의 대
사가 약해 지방과 콜레스테롤이 들러붙어 심장병에 걸렸다 하면
거의가 태양인이다.

- 태음인은 간이 강해 막걸리(탄수화물이 주성분)를 마시면 포만감
을 느끼고 간이 더 강해져 숙취가 있어 막걸리를 잘 마시지 않는
다. 포도주, 과일주도 마찬가지 이유로 피한다. 태양인은 이와 반
대다.

- 사우나에서 땀을 빼고 나면 태양인은 기운이 빠진다. 태양인은
사우나를 즐기지 않는다.

- 태음인에게 배추김치를 먹여보면 절대 많이 먹지 못한다. 특히
젓갈을 많이 넣어 곰삭은 김치는 아예 입도 대지 못하는 태음인
이 많고, 젓갈을 넣지 않은 배추김치를 좋아한다. 또 태음인은 생
으로 먹는 샐러드는 절대로 많이 먹지 못한다. 태양인은 이와 반
대이다. 태양인은 간이 약한 장부구조 때문에 탄수화물을 소화
시키는 침 속의 아밀라제 효소가 잘 분비되어 막걸리를 즐기고,
김치에 밥 한 그릇이면 최고의 식사가 되는데, 소가 풀만 먹고 모

든 것이 해결되는 것과 같다. 여름철 소가 더위에 지쳐 식욕을 잃
으면 강제로 입을 벌려 막걸리를 한 사발 먹이면 식욕을 찾는다.
- 태양인은 탄수화물을 소화시키는 아밀라제가 잘 분비되기 때문
에 반찬 없이도 쌀밥 한 그릇을 맛있게 먹을 수 있다.
- 포도당주사를 맞으면 컨디션이 확 좋아진다.

위에서 언급한 부정적인 증상들을 해소하기 위해 (무슨 식품이 어디
에 좋더라는 식으로 솔깃해서) 증상마다 대응되는 식품이나 약을 찾는 것
이 일반적인 접근방식이다. 그러나 우리 몸은 오장육부 및 이에 대응되
는 신체가 하나의 유기체로 상호 영향을 주고 받으며 면역력이 작동하
기 때문에 별도의 증상을 분리에 대응하는 것은 임시방편일 뿐이다. 증
상별로 대처할 것이 아니라, 오장육부의 불균형이 완화되어야 면역력이
정상적으로 작동하고 건강이 회복/유지되기 때문에 8체질 섭생이 답이
다. 특히, 체질에 맞는 식품을 찾는 노력보다 해가 되는 식품을 피하는
노력이 더 중요한 이유는, 좋은 식품의 효과는 제한적이고 더디 오지만,
해로운 식품이 가하는 피해는 즉각적이고 오래 머무르기 때문이다. 10
가지 좋은 식품의 효과라도 단 한 가지 해로운 식품이 상쇄시켜버린다.

※ 이 책에서 소개하는 방식 이상으로 체질감별을 확신하려면 이 책
부록에 소개된 '8체질 헬스뷰티연구소'를 방문해 감별받기 바란다.

체질별 인물
날렵한 축구선수는 태양인, 육중한 야구선수는 태음인 체형을 생각

하면 된다. 그러나 요즘은 태양인 비만자가 급속히 늘고 있다.

태양인 금양체질 인물 : 권도원, 양영자, 조수미, 송창식, 베토벤, 바그너, 칸트, 에디슨

태양인 금음체질 인물 : 유시민(정치인), 하지원(탤런트), 최백호(가수), 박정희, 노무현, 김용옥, 손기정, 피카소, 등소평, 최홍만, 레이건, 워렛 버핏, 빌 게이츠, 알리

태음인 목양체질 : 이병철, 최불암, 이문세(가수), 강부자, 노사연, 박근혜

태음인 목음체질 : 김영삼, 이건희, 박세리

소음인 수양체질 : 황영조, 안성기, 김대중

8체질 감별법

사람의 체질은 팔목의 맥, 12개 경락 오수혈의 자극으로 나타나는 생체반응, 섭취한 음식의 신체적 반응, 질병 종류, 체형, 기질, 성격, 목소리 등 다양한 면을 관찰해서 감별할 수 있다. 어떤 사람은 이런 여러 특징 중 단 하나만으로도 쉽게 판별이 되고, 어떤 경우에는 이 모든 것으로도 알 수 없어 상당기간 관찰하며 시도해야 겨우 감별이 가능한 경우도 드물게 있다. 8체질 감별은 기예에 가깝기 때문에 타고난 감각이 중요하다.

3. 토양체질과 금양체질의 차이

토양체질은 그렇게 흔한 체질은 아닌데, 많은 태양인체질들이 자신을 토양체질로 잘못 알고 있는 경우가 많다.

소양인 토양체질과 태양인 금양체질의 대표적 차이

심폐기능	금양체질은 심폐기능이 강해 지구력이 요구되는 오래달리기가 어렵지 않지만 그러나 토양체질은 오래달리기가 제일 어렵다.
냉수로 샤워	금양체질은 냉수로 샤워를 하면 몸이 가볍고 상쾌하고 익숙해지면 몸에 온기가 돌지만, 토양체질은 목이 컬컬해지고 컨디션이 떨어지고 오래 하면 몸이 상한다.
포도당주사	금양체질은 포도당주사가 놀라운 컨디션 회복 효과가 있다. 심한 독감에도 포도당주사를 맞고 나면 눈에 띄게 컨디션이 좋아진다. 토양체질은 부작용은 없지만 그다지 큰 효과는 기대할 수 없다.
육고기, 우유, 요쿠르트	금양체질은 특히 육고기를 먹을 경우 컨디션이 떨어지고 고약한 가스가 나온다. 약한 사람은 체하기도 한다. 요쿠르트도 한두 번은 반짝 효과가 있는 듯 하지만 별로 효과가 없다.
	토양체질은 돼지고기나 쇠고기를 먹으면 힘이 솟는다. 한의학적으로 돼지고기는 냉한 식품이고 신/방광에 기운을 주기 때문에 속이 열성이고 신/방광이 약한 토양체질에 특히 보약이다.
무우/ 무우김치	금양체질은 속을 불편하게 하지만 토양체질에는 유익한 음식이다.
채식	금양체질은 채식을 하면 건강이 좋아지지만, 토양체질은 채식만 오래 하면 기력이 없고 피로가 심해질 수 있다.
손목	토양체질에 비해 금양체질은 손목이 가는 편이다.(그렇지 않는 경우도 있다)

눈	금양체질은 간이 약하기 때문에 눈이 충혈되는 경우가 잦다.
목소리	금양체질은 심폐기능이 좋아 목소리가 크고, 관심가는 얘기나 강하게 주장할 때 목소리가 커진다. 특히 마음 편한 가족이나 친한 지인간에 그런 경향이 높다.
수면	토양체질은 베개에 고개만 올리면 쉽게 잠에 떨어진다는 사람이 많다. 물론 젊었을 때 그런 경향이 높다.
치아 및 소화	태양인은 대체적으로 치아가 부실하고, 금니를 한 경우 건강이 좋지 않다. 소양인은 치아 상태가 양호하고 금니를 해도 건강에 해가 없다. 식욕은 두 체질 모두 강한 상태를 유지하지만 금양체질은 가끔 소화 장애를 느끼기도 한다. 토양체질은 소고기, 돼지고기를 먹었을 때 확실히 컨디션이 좋아지는데, 금양체질은 플라시보효과 때문에 잠시 좋게 느껴지지만 다음날 상태까지 살펴보면 배변이 나빠지고 컨디션이 떨어진다.
공통점	- 찬물을 마셔야 후련하고 속이 편하다. - 신/방광이 약해 소변이 잦은 편이다. - 신/방광이 약해 일찍 흰머리가 난다. - 비/위가 강해 소화력, 식욕이 좋고, 살이 잘 찐다. - 녹용, 홍삼, 사과, 현미가 맞지 않아 오래 먹으면 건강을 해친다.

금양체질은 이러한 특징에도 불구하고 만약 배우자가 반대되는 체질인 목양, 수음, 수양체질일 경우 상대와 좋은 기를 주고 받아 태양인의 불리한 점을 많이 상쇄하기 때문에 건강상 큰 문제를 겪지 않는다.

4. 태양인(금양체질, 금음체질)과 소음인(수양체질, 수음체질) 차이

한의원에서 소음인으로 감별받은 사람들은 자신이 태양인일 수 있다는 합리적인 의심을 가져야 한다. 생김새가 유사한 경우가 많고, 냉증이나 소화기 질환을 겪는 태양인이 쉽게 소음인으로 간주되곤 한다. 전체 인구에서 태양인이 50% 정도인데 비해 소음인은 10% 이하로 적다. 아래는 그 예다:

몸이 차갑고, 기관지염에 감기를 달고 살고, 추위도 타고 마르고 하체가 굵어 짧은 옷을 못 입고 살아요. 태양인에게 좋다는 메밀차를 마셔도 속이 냉해 쓰려요. 소음인줄 알고 살았는데 얼마 전 태양인 금음체질이라 감별받았어요.

태양인은 간이 약해 뼈대가 가늘고 운동을 해도 근육이 잘 생기지 않고, 소음인은 비장/위장이 약해 뼈대가 가늘고 근육이 없다. 그러나 태양인, 소음인이라도 뼈대가 굵은 사람들이 일부 있기는 하다. 이에 비해 태음인은 간이 강해 뼈가 굵고, 운동을 하면 쉽게 근육이 만들어지고, 소양인은 비장/위장이 강해 두툼하게 살이 찌는 사람이 많다.

태양인은 간이 약하고 담즙 분비가 적어 식용유로 처리한 음식, 튀김류, 고기 등에 대해 탈이 쉽게 나고 잘 체한다.

가장 두드러진 차이는 성격이다. 태양인은 자기 주장이 매우 확고한데 비해 소음인은 수용적이고 온순한 느낌을 준다. 따라서 태양인은 남의 간섭 받기를 싫어하고 자기방식으로 주도적으로 일을 꼼꼼하게 처리하고 재량권을 폭넓게 활용하는데 비해, 소음인은 지시받은 범위 내에서 꼼꼼하게 처리한다.

야심차고 의욕이 앞서는 태양인은 건강 문제를 해결하기 적극적으로 건강식품을 구입하고 치료에도 열성을 보인다. 문제는 약이 태양인의 간에 해롭고 대부분의 건강식품 해롭기 때문에 건강을 챙길수록 태양인의 건강을 나빠진다. 이런 맥락에서 건강문제로 허우적거리는 사람은 거의 태양인으로 봐도 큰 무리가 없다.

5. 태양인(금양체질, 금음체질)과 태음인(목양체질, 목음체질) 차이

태음인은 간이 강해 손목이 굵고, 운동을 하면 근육이 쉽게 생긴다. 간의 해독기능이 강하기 때문에 좀체 음식을 먹고 탈이 나거나 체하지 않는다. 대부분의 태양인은 손목이 굵지 않다. 태양인은 간이 약하고 담즙 분비가 적어 식용유로 처리한 음식, 튀김류, 고기 등에 대해 탈이 쉽게 나고 잘 체한다.

태음인은 야구선수 덩치를 떠오르면 된다. 태양인은 호리호리한 축구선수를 떠올리면 된다. 야구는 뼈대와 근육이고, 축구는 날렵한 움직임과 왕성한 심폐기능으로 대변된다.

태음인은 땀을 많이 흘릴수록 건강이 좋아지기 때문에 육체노동을 잘 견딘다. 이에 비해 태양인은 육체노동을 하면 살이 빠지고 호리호리하게 마른다.

느긋한 편인 태음인이 방치하거나 뚝심있게 버티는데 비해, 예리하고 의욕적인 태양인은 단번에 승부를 보려고 덤비는 경향이 있다. 사업을 할 때 순발력 있게 재빠르게 움직이며 변화를 추구하는 태양인에 비해, 진취성이 부족한 태음인은 한 템포 늦게 움직인다. 그래서 사업에서는 태양인이 길을 트지만 실리는 태음인이 챙기곤 한다.

6. 체질별 특성

◈ **태양인 금양체질**

- 금양체질은 고기를 멀리하고 야채위주로 먹으면 아주 건강하지만, 육식이나 기름기를 풍부하게 먹으면 병을 부른다. 아토피성 피부병, 빈번한 코막힘, 다양한 알레르기성 질환으로 고생하는 체질이다. 전형적인 아토피성 피부염은 오직 금양체질에서만 나타나는 독특한 질병이다.
- 금양체질은 폐가 강한데, 금은 폐를 더 강하게 하는 작용이 있어서 장기의 불균형을 초래해 병이 난다. 따라서 금장신구를 착용하지 않는다. 건강했던 금양체질이 금니를 하고 나서 어지러워 쓰러지거나 입마름병에 시달리는 등 부작용 사례가 많다.
- 금양체질은 간이 약하기 때문에 간을 보강하는 영양소인 포도당 주사가 강력한 효과가 있다. 포도당을 많이 함유한 채식을 권장하는 것도 이 때문이다.
- 가장 독창성이 뛰어난 체질이지만, 비현실적이고 비사교적이다. 따라서 단독으로 활동하고 몰입이 가능한 분야에서 능력을 발휘할 수 있다.

◈ **태양인 금음체질**

- 금음체질이 고기를 먹으면 파킨슨병, 치매 등과 같은 희귀병이 오게 된다.
- 대장이 짧은 목음체질과 달리 금음체질은 대장이 지나치게 길어

하복부가 불쾌하고 가스가 차기 쉽다.

- 화를 자주 내면 몸을 상하니 화를 잘 다스려야 한다.
- 금음은 비위가 약하기 때문에 생각이 많고 살이 잘 안 찌고 사지 냉증이 발생하기 쉽다.
- 심호흡할 때 내뿜는 숨을 길게 하는 것이 좋다.
- 일광욕과 땀을 많이 흘리는 것을 피한다.
- 심장이 튼튼하고 폐활량이 뛰어나 마라톤에 적합하다.
- 편두통은 주로 금음체질에 많은데, 금음체질이 간담이 허약하고, 비위도 허약하기 때문이다.
- 태양인과 소음인 사이에서 고민하는 사람은 대부분 태양인인 경우가 많은데, 특히 금음체질을 소음인으로 착각하는 경우가 많다. 수양체질 섭생을 하고 얼굴에 열이 오르면 태양인일 가능성이 높다.
- 창의성이 뛰어나고, 세상을 통찰하는 직관력이 강하며, 큰 야심과 통치력으로 위대한 정치가가 많다.

◈ 태양인 공통(금양체질, 금음체질)
- 육식이나 기름진 음식을 먹으면 항상 속이 불편해진다.
- 태양인은 위산과다 분비형이다. 제 때에 밥을 먹지 않으면 위산이 분비되어 속이 쓰리다. 밤에 거침없이 술을 마시고 새벽에 속이 쓰려 잠이 깬다.
- 키가 늘씬하고 팔다리가 미끈하게 잘 빠진 체형은 태양인일 확률이 높다. 특히 금양체질에 더 많은 편이다.

- 태양인은 간이 약한데, 간은 발산적 기운이 매우 강해 이를 억제하고 붙들어 주기 위해서는 수렴하는 맛인 신맛이 좋다.
- 태양인은 열이 있는 체질이라 채식 중에서도 잎채소가 잘 맞다. 잎채소는 한의학적으로 깻잎, 부추 등 일부를 제외하고 대부분 냉한 성질이기 때문이다. 그러나 잘못된 식습관과 스트레스로 야기된 화로 인해 음양의 균형이 무너질 때, 즉 상부로 화가 오르고 이 열을 내리기 위해 수족과 속이 냉할 때는 너무 체질식에 집착하지 말라. 특히 금음인은 냉한 성질 위주인 태양인 식품으로 인해 더 냉해지는 경우가 많다. 뿌리채소와 잎채소를 함께 복용하는 것도 방법이다. 뿌리채소는 대부분 온한 양적 성질이기 때문에 음적 체질인 태음인, 소음인 식품으로 분류된다. 각탕법으로 속과 수족이 따뜻해지면 상부로 뜬 화가 내려 오는데 도움이 된다.

  홍삼, 도라지는 열은 별로 없지만 태양인의 강한 폐를 보하는 귀경만 강하게 작동된다. 아무 뿌리채소나 함부로 먹는 것은 조심해야 한다. 양적 음식이면서도 태양인이 먹을 만한 음식을 위주로 냉한 몸을 보완하는 것이 좋다. 8체질 중에서 금음인의 체질식이 가장 어렵고 문제가 빈번하다.
- 태양인에서 특히 금양체질이 체질에 안 맞는 음식을 먹으면 살이 찌는 경우도 있다.

◈ **소양인 토양체질**
- 폐활량이 약해 100미터 달리기는 중간 정도는 되지만 장거리 달

리기는 꼴찌를 면할 수 없다. 수영도 숨이 가빠 속도를 내거나 안 쉬고 계속 달릴 수 없다.

- 미역은 열성 식품이라서 토양체질 산모가 먹으면 위열을 더욱 조장해 팔다리에 바람이 든 것처럼 시리고 저리는 산후풍이 올 수 있다.
- 체질 특성상 저혈압이 건강한 상태이다.
- 백납 환자 중 심한 중증은 대부분 토양체질이다.
- 일이 없으면 일을 만들 만큼 가만 있질 못하고 부지런하다. 성질이 급해 걸을 때도 남들에 앞서 걷고, 닥쳐서 되는 대로 대처하는 느긋함이 없이 모든 준비를 미리 해놓고 기다려야 직성이 풀린다. 호기심이 많고 사교성이 좋으며 봉사정신이 강해 남을 잘 헤아려 준다. 일은 잘 벌이지만 뒷처리는 약하다. 하루종일 한 자리에 앉아 집중하기 힘들다.
- 신부와 수녀에 많은 체질인데, 독신생활에 잘 적응한다. 시각적 감각이 뛰어나 미술인의 70%가 이 체질이다.

◈ 소양인 토음체질
- 토음은 드문 체질이다. 수만 명 중의 한 사람이 페니실린에 쇼크를 일으킨다는데, 그 체질이 토음체질이다.

◈ 소양인 공통(토양체질, 토음체질)
- 위장이 강하고 신장이 약한 소양인은 소화력이 왕성하데 비해 속이 덥기 때문에 차가운 음식이 맞고, 매운 음식의 부작용이 있

는데, 매운 음식을 못 먹는 사람이 많다. 식탐이 있더라도 소화
가 잘 되고 체하지 않으며 배탈이 없는 편이다.

- 소양인은 남의 입장을 배려하고 자신의 자존심을 덜 내세우는 편
이다.
- 태음인은 집에 머무르는 것을 좋아하지만 소양인은 밖으로 돌기
를 좋아한다.

◈ 태음인 목양체질

- 말을 내보내는 폐가 작아 노래도 못하고 다른 사람이 열 마디 하
면 한 마디 할 만큼 본능적으로 과묵하다. 난상토론에도 가만 듣
고만 있다가 맨 나중에 한 마디 할 뿐인데 그게 신중함으로 보이
고, 건강하고 덕이 있어 보이는 풍뚱한 몸매와 더불어 대중 이미
지에서 빛을 발한다.
- 건강한 목양체질은 귀찮을 정도로 땀이 많으며, 건강하지 않을
때 땀이 없다. 건강을 유지하기 위해 땀이 날 정도의 신체활동이
좋다. 온수는 땀구멍을 열어주기 때문에 목양체질에는 온수욕이
좋다.
- 목양체질은 간이 강하기 때문에 간을 보강하는 영양소인 포도당
주사를 맞으면 간이 더 강해져 장기 불균형이 일어나 건강을 해
친다. 목양체질에 포도당을 많이 함유한 채식을 금하는 것도 이
때문이다. 위스키, 소주, 고량주는 잘 마시는데, 막걸리, 포도주,
과일주에 약한 것도 같은 맥락이다.
- 목양체질은 폐가 약한데, 금은 폐를 강하게 하는 작용이 있어서

장기의 불균형을 교정하므로 금 장신구 착용이 건강에 도움이 된다. 목양체질이 금주사를 맞고 심한 류머티즘관절염이 치유된 사례도 있다.

- 체질 특성상 고혈압이 건강한 상태이다.
- 창의성이 적고, 주어진 환경에 수용적, 계획적이기 보다 투기적, 가혹하기 보다 남의 잘못을 쉽게 용서하는 편이다.
- 폐가 약해 말수가 적기 때문에 대화가 많거나 세밀한 계획과 계산이 요구되는 분야는 안 맞을 수도 있다.
- 폐가 약해 오래달리기를 힘들어한다.

◈ 태음인 목음체질

- 위가 건강해 소장에서 음식의 영양분을 제대로 흡수하지만, 다른 체질에 비해 대장이 짧아 저장공간이 협소해 자주 화장실에 간다.
- 외향적이고 적극적이며 봉사심도 있다. 그러나 조급하고 예민한 감수성으로 인해 상대의 섭섭한 말에 감정을 다쳐 불면증에 시달리고 전신의 혈액순환이 되지 않아 다리가 무거워지면서 설사를 한다. 이러한 대인관계 능력을 고려해 서로 감정적으로 대립해야 하는 직업을 피해야 하며, 알코올 중독에 취약하니 술과 관련없는 직업이 바람직하다.

◈ 태음인 공통(목양체질, 목음체질)

- 다른 체질은 고기를 삼키려면 여러 번 씹어야 하지만, 태음인은

소화력이 좋아 대충 씹고도 삼킬 수 있다. 특히 고기를 좋아하는 태음인은, 단맛을 좋아해 사탕이나 아이스크림도 좋아한다.

- 태음인에게 배추김치를 먹여보면 절대로 많이 먹지 못한다. 특히 젓갈을 많이 넣어 곰삭은 김치는 아예 입에 대지도 못하는 태음인이 많고, 젓갈을 넣지 않은 배추김치를 좋아한다. 또 태음인은 생으로 먹는 샐러드는 절대로 많이 먹지 못한다.

- 태음인은 위산이 과다 분비되지 않는다. 식사 때 말고는 위산이 나오지 않는다. 자정이 넘도록 술을 들이 부어도 속쓰림이 전혀 없다. 위염이나 위궤양을 앓고 있어도 위산분비로 인한 속쓰림과 통증은 없다.

- 고기가 좋은 체질이라도, 문제는 항생제, 성장호르몬, 방부제 등의 오염 원에 사육, 가공·유통 중에 노출되는 문제점. 계란·콩 등을 통한 단백질이 대안이 될 수 있다.

- 키가 늘씬하고 팔다리가 미끈하게 잘 빠진 체형이라면 태음인일 확률이 매우 낮다. 목체질도 키가 큰 사람은 많지만, 연약한 느낌이 드는 미끈한 체형이라기보다 탄력있는 근육이 잘 발달한 튼실한 체형을 보인다.

- 덥거나 운동 좀 하면 시도 때도 없이 흘러서 지겹도록 귀찮던, 그 잘 나던 땀이 병이 나거나 몸이 좋지 않은 기간이 길어지면 갑자기 땀이 나지 않게 된다. 하지만 몸이 건강해지면 언제 그랬냐 싶게 다시 땀이 송송 샘솟는다. 뜨거운 음식이나 매운 음식은 물론, 식은 밥만 먹어도 땀을 뻘뻘 흘린다.

태양인 금양체질의 경우도 식사 시 땀을 잘 흘린다는 점에서 목체질과 비슷한 것 같지만 그 양상이 좀 다르다. 금양체질은 매운 음식 먹을 때에 특히 땀을 많이 흘린다. 그런 다음 몸에 막 열이 나고 속이 불편해지며 화장실에 자꾸 가는 사람이 있다. 매운 것 먹으면 설사한다는 사람이 금양체질에 많다. "옆에서 다른 사람들이 매운탕 먹고 있는 것만 봐도 땀이 난다니까요!" 얼큰한 것을 좋아한 금양체질 환자가 하는 말이다. 하지만 맵지 않고 담백하게 먹으면 별로 땀을 흘리지 않는다. 빈도는 덜하지만 금음체질도 이런 점은 유사하다.

소음인(수양체질, 수음체질)은 땀이 거의 없다. 땀이 조금이라도 난다면 이는 상당한 몸의 이상을 의미한다. 태양인(금양체질, 금음체질)도 땀이 거의 없는 사람들이 종종 있다. 하지만 대개는 적당한 정도의 땀, 즉 운동하거나 더울 때 나는 그런 땀이 난다. 하지만 수양, 수음체질은 거의 한 방울도 땀이 나지 않는다. 수양체질이 건강하면 더운 여름에도 땀을 거의 흘리지 않으면서 잘 산다. 사실 수양체질은 여름보다 겨울이 더 유리한 체질이다. 추운 날씨 때문에 땀을 흘리지 않아 비/위의 양기가 보존되기 때문이다. 하지만 겨울엔 추위를 타는 것이 문제. 그래서 역으로 땀만 흘리지 않는다면 여름이 수양체질에 좋은 것이다.

◈ **소음인 수양체질**
- 심하면 열흘까지도 화장실에 가지 않을 만큼 변비가 대표적인 특

징이고, 좀체 설사는 하지 않는다. 이러한 특징을 병으로 생각해 매일 변을 보려고 약물을 사용하거나 아침에 일어나 냉수나 찬 음료를 들이키는 경우 건강을 해칠 수 있다.

- 식사량이 아주 적다. 특히 여성의 경우 평생 밥 한 공 비워 본 적이 없다 할 정도다.

- 땀을 많이 흘리면 안 되는 체질이라서 봄, 여름보다 가을, 겨울 더 건강하다. 햇빛에 오래 서 있으면 겨드랑이에서 땀이 나며 쓰러진다면 이 체질이다.

- 수양인은 태양인 만큼은 아닐지라도 간이 약하다. 비장도 약해 생각이 많고 스트레스도 잘 받는 편인데, 태양인과 달리 발산을 하지 못하고 속으로 삼키는데 그것이 문제가 된다. 수양인은 거의 대부분 위장 장애와 관련된 질병이 많다.

- 아무리 누가 급하게 일을 재촉해도 일단 서류는 받더라도 자신의 일정을 따른다. 의심이 많은 편이며, 사무처리가 완벽하다. 토양체질이 벌인 일을 제대로 처리할 수 있는 타입이다.

- 돌다리도 두드려보고 건널 만큼 심사숙고하는 완벽주의자다.

◈ **소음인 수음체질**
- 다른 체질의 보통량이 과식이 된다. 위를 작게 타고나서 폭식이나 과식을 거듭하면 위가 무력해지고 밑으로 처지는 위하수증이 대표적 특징이다. 성격은 조용하고 침착한 편이다. 이 체질은 식사 후에 곧 누워서 위가 아래로 늘어지는 것을 막아주는 것이 좋다. 이 체질은 과로해서는 안 되기 때문에 제때 식사를 할 수 있

는 여건이 되어야 한다.

- 수양체질처럼 수음체질도 식사량이 적다.
- 신배추김치를 싫어하며, 먹고 나면 속이 긁는 듯이 불편하다
- 위장이 약하지만, 쓸개는 강하므로 육류와 지방을 소화시키는 담즙은 넉넉하다. 위장에서 탄수화물을 소화하기 위해 분비되는 아밀라제 효소량이 적어서 밥은 소화가 잘 안 된다. 그러므로 쌀 밥과 같은 탄수화물은 적게 먹고 고기를 더 먹으면 건강도 좋고 위장도 보호한다.
- 수영은 찬물이 땀구멍을 닫아 땀을 막아주고 위를 튼튼하게 해 주기 때문에 건강에 좋다. 이런 체질이 감기에 걸렸을 때 목욕탕 에 가서 땀을 빼고 나면 증세가 급격히 나빠지게 된다.
- 목양체질의 투기성적인 성향과 수양체질의 회의주의적 성향을 함 께 지니고 있다.

◆ **소음인 공통(수양체질, 수음체질)**
- 별로 갈증을 느끼지 않기 때문에 일부러 물을 챙겨먹지 않으면 하루 종일 물을 마시지 않고 지낸다. 일반적으로 권장되는 기준 으로 물을 마시면 오히려 건강에 해로운데, 특히 수음체질은 물 을 많이 마시면 건강에 심각한 해가 된다.
- 소음인은 온욕이 굉장히 해롭다. 힘이 빠지거나 빈혈이 올 수 있 으며, 피부가 건조해 지거나 가려워 질 수 있다. 비듬이 많아질 수도 있다.
- 참외나 보리밥 같은 찬 성질의 음식에 대해서도 소음인은 속이

불편할 수 있다. 특히 보리차는 속을 냉하게 하기 때문에 피하는 것이 좋다.

[8체질과 한국 여성]

한국 사회에서 평등하게 겨룰 수 있는 환경이 되자 각종 시험에서 여성의 능력이 남성을 압도하고 있다. 한국에서 남성은 태음인 비율이 높지만, 여성은 태양인 비율이 압도적으로 높다. 태양인은 지적 영역에서 성취도가 크다. 두뇌스포츠인 바둑선수가 대부분 태양인인 이유다.

7. 8체질 감별의 한계와 돌파구

8체질감별은 쉬운 일이 아니다. 유명한 한의원에서는 감별을 받기 위해 예약 후 1년 이상 기다리기도 한다. 10년간 1,000억원을 투입한 이제마프로젝트도 정확한 감별법 정립에 실패했다. 필자는 세계 최고 수준의 감별 능력이 있었기에 이 책을 쓰는데 필요한 각 영역의 체질분포를 확인하고 정리할 수 있었다.

아래 글은 전문성 있는 내용이라 일반 독자는 맥락만 이해해도 된다.

심/소장을 빼고 아래 두 체질의 장부 강약 서열은 유사하다.
1) 토양 : 비/위 〉 간/담 〉 폐/대장 〉 신/방광
2) 목음 : 간/담 〉 비/위 〉 신/방광 〉 폐/대장

즉 토양체질은 심/소장을 빼고 생각하면 간이 강한 쪽으로 판단할 수 있다. 따라서 간 경락에서 소상(사) 중봉(보)를 하면 태음인처럼 오링이 강한 반응이 나타난다. 토양체질은 신장과 폐가 약하기 때문에 신장 경락에서 부류(보) 연곡(사) 하면 목음체질에 대한 반응처럼 오링이 강한 반응을 나타낸다. 이같이 침의 반응으로는 토양체질과 목음체질을 혼동할 수 있다.

같은 맥락으로, 음릉천(보), 퇴계(사) 그리고 어척(사) 척택(보)에 오링이 강해지는 토양 반응이 목음체질에도 나타날 수 있다. 따라서 목음

체질 추정 후 토양체질 기본방을 놔줘도 효과가 나타날 수 있다. 그러나 정신방을 적용하면 피곤감 같은 부작용이 나타나니 체질오류를 감지할 수 있다.

이런 감별문제는 유사체질의 조합인 금양/토음, 금음/수양, 목양/수음 조합에서도 나올 수 있다.

8체질은 12개 경락 오수혈 총 60개 혈자리에 대해 체질 및 병증별로 다양한 조합으로 보/사를 해서 보이는 생체반응으로 체질을 판별하거나 치료를 한다. 따라서 위와 같은 체질간 유사성 문제, 그리고 맥진의 경우도 몸의 상태나 개인적 특수성으로 체질맥이 다르게 나타날 수도 있기 때문에 권도원 박사, 이명복 박사, 다른 최고 전문가들에게서도 감별오류가 나올 수밖에 없다. 물론 이런 최고 수준의 전문가들은 시간을 두고 더 들여다 보면 제대로 된 체질을 찾아낸다.

[돌파구]

그런데 8체질에 대해 폭넓게 공부를 하다 보면 체질별로 특이하게 나타나는 성격, 언어, 행동, 골격/근육, 식품/귀금속 반응, 병증, 건강상태(건강상태는 다른 변수의 영향도 있기 때문에 걸르는 과정이 필요) 등의 요소들이 있다. 이런 요소들을 맥진 및 혈자리 반응과 함께 고려해 특정체질을 배제하고 특정체질을 포함하는 식으로 가능 체질을 좁혀가는 다면 관점 접근을 할 수도 있다. 필자는 이런 방식으로 저녁 모임에서 한꺼번에 30명을 정확하게 감별해본 적이 있다.

▶ 고약한 방귀로 고민하면 무슨 체질일까?

어떤 체질에서나 가능하다. 체질에 해로운 식단으로 속이 불편한 상태다. 태음인이 채식위주의 식사를 하거나 태양인이 육식 위주의 식사를 하는 경우 독한 냄새로 본인도 힘들고 주변 사람들도 괴롭다. 섭취한 식품에서 어떤 것이 문제인지를 살펴보면 체질을 추정할 수 있으니 체질에 해로운 식품을 피한다. 차량에 불량 휘발유를 쓰면 불완전 연소로 엔진도 망가지고 매연이 심하게 발생하는 것과 같은 맥락이다.

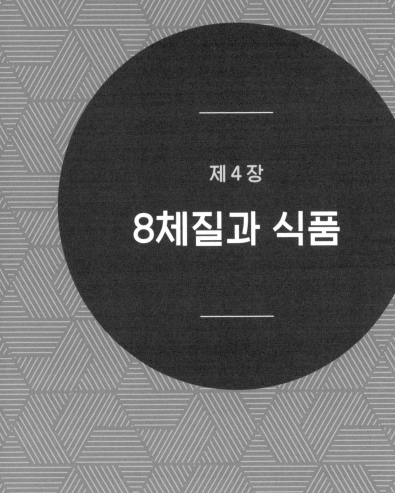

제 4 장

8체질과 식품

1. 같은 음식이라도 보약이냐 독이냐는 체질에 달렸다

신문이나 TV를 보면 보약, 건강식품 홍수다. 문제는 같은 식품이라도 어떤 사람에게는 보약이지만 다른 사람에게는 독으로 작용하기도 한다. 그 예를 몇 가지 들어보자.

(1) 매실액

질문 : "매실액이 배 아픈데 효과가 있나요? 저는 22세인데 17세부터 아침에 밥만 먹으면 배가 아파서 엄마가 매실액을 챙겨줬어요. 근데 참을만하다가도 그것을 마시면 배가 미친 듯이 더 아프고 대변보기 전까지 진짜 죽을 맛입니다. 배 아플 때마다 여태까지 엄마가 매실액을 먹으라고 강요해요. 인터넷 검색을 해봤더니 매실이 배아픔에 효과가 있다는데 대체 누가 그런 건지 다 거짓말 같아요."

답 : 매실액은 태양인(금양체질, 금음체질) 그리고 소양인(토양체질, 토음체질)에 해가 됩니다. 질문자님은 태양인 혹은 소양인일 가능성이 높습니다.

(2) 홍삼

어떤 목사가 건강을 챙긴다고 홍삼을 오래 먹고 이명이 왔다. 8체질 감별을 했는데 소양인 토양체질로 나왔다. 홍삼은 이 체질에 해가 되는 식품이다. 인삼은 부작용이 빨리 나타나지만 홍삼은 체질에 맞지 않아도 부작용이 서서히 나타나기 때문에 알아채기가 힘들다.

(3) 오가피

- 20대 후반의 직장여성이 극심한 두통과 하지무력증이 와서 병원을 가서 진찰을 받았다. 이를 치료하기 위해서는 한 번에 3천만원 정도가 드는 뇌수술을 몇 차례 해야 한다는 소견을 받았다. 8체질감별전문가인 대전월평중학교 이백희 교장님이 감별해보니 금음체질로 나왔고, 금음체질에 맞는 섭생을 하며 오가피 3만원어치를 사서 60번 정도를 다려먹고 완치되었다.

- 필자가 택시를 탔는데 택시기사가 오가피에 대한 경험담을 얘기했다. 오가피가 좋다는 말을 듣고 오가피를 심었는데, 먹었더니 오히려 건강이 더 나빠졌다. 이 기사는 태음인체질이라 오가피가 맞지 않았던 것이다.

- 시중의 오가피는 많은 사람들에게 효과를 내기 위해 오가피를 위주로 하고 이것 저것 다른 한약재를 넣기 때문에 먹을 때는 효과가 있지만 장기적으로 건강에 바람직하지 않다. 건강식품을 구입할 때는 추가된 부재료도 꼼꼼히 살펴야 한다.

(4) 육고기

- **건강을 해친다** : '사람은 고기를 먹어야 힘도 나고 병도 이기지.'라고 말하지만, 그러나 태양인 체질에게 육고기는 해가 된다. 간과 담이 약해 단백질 대사가 제대로 되지 않아 독소와 노폐물이 증가되고 대장을 항진시켜 면역력을 급격하게 감소시킨다. 축구지도자들이 경험적으로 축구선수들에게 시합기간 고기를 먹이지 않는데, 이를 8체질적으로 봤을 때 축구선수에 태양인체질의 선

수가 많기 때문이다.

- **최고의 보약이다** : 관상동맥이 막혀 심장수술을 한 분이 있는데, 의사의 조언에 따라 수술 후에 육식을 멀리하고 야채와 과일 그리고 생선 위주 식단을 잘 지켰다. 그의 부인은 대학교에서 영양학을 전공하고 대형병원에서 영양사로 근무하는데, 남편의 건강을 위해 철저하게 식이요법을 했음에도, 수술 후에도 남편의 콜레스테롤이 여전히 높아 걱정이었다. 이 얘기를 듣고 친한 후배 한의사는 잎채소나 과일, 조개류, 생선회, 등푸른 생선을 멀리하고 육식 위주로 식생활을 해야 콜레스테롤이 떨어진다고 조언했다. 처음에는 '무슨 엉터리 같은 말이냐. 미친놈' 하면서 웃어 넘겼다. 몇 차례 설득을 하자 조언을 받아들여 육식 위주로 신단을 바꿨다. 약 2개월후 혈액검사 결과가 나오자 흥분된 목소리로 후배 한의사에게 전화를 걸었다. 나쁜 콜레스테롤인 LDL이 2개월만에 60에서 30으로 떨어진 것이다.

육고기가 해롭다는 건가 좋다는 건가? 그것은 무슨 체질이냐에 따라 다르다. 소가 풀만 먹고도 살찌고 힘이 세지만 동물성사료를 먹이면 병이 난다. 사자나 호랑이는 고기만 먹고도 날씬하고 힘이 세지만 풀을 먹이면 병들어 죽는다. 이는 오장육부의 구조적 차이에서 기인하는데, 태양인은 초식동물인 소에 해당되고, 태음인은 육식동물인 사자에 해당된다.

인천에 사는 사람 둘이 간경화 때문에 권도원 박사를 찾아갔다. 한 사람에게는 육식을 하라고 했고, 다른 사람에게는 육식을 하지 말라고 했다. 그런데 두 사람 다 병이 나았다. 체질이 다르면 먹는 음식도 달라야 한다.

(5) 현미

한의학으로 현미를 열을 엄청나게 품고 있다. 따라서 속이 냉한 태음인 목양체질, 소음인(수양체질, 수음체질)에게는 보약이지만, 그러나 비/위가 강한 태양인 금양체질, 소양인(토양체질, 토음체질)에게는 큰 해가 된다. 양적인 현미를 즐기면 양적인 기운이 강한 금양체질과 소양인체질은 이가 쉽게 상해 임플란트를 하는 지경이 된다.

태양인 금양체질이 현미를 섭취할 때는 양과 빈도수를 줄이고 음적이고(한의학적으로 냉하다는 의미) 체질음식인 상추, 백김치 등을 곁들이면 완충의 작용을 한다. 이같이 체질식품이 아닐 때는 음식을 골고루 먹는 것이 상호완충의 작용을 하니 차선책이 된다.

(6) 금(GOLD)는 독인가 유익한가

금은 태양인에게는 해롭다. 금붙이를 쥐고 다른 손의 악력을 측정해 보면 현격히 힘이 떨어진다. 그런데 목양체질은 금붙이를 손에 쥐면 악력이 강해진다. 목양체질에는 금이 치료효과가 있다.

목양체질은 오장육부에서 폐가 가장 약한 장기인데 금이 폐에 힘을 주기 때문에 오장육부의 불균형이 완화되면서 면역력이 강화되는 것이다. 심한 류머티즘 관절염을 앓고 있는 젊은 변호사의 부인이 어느 날 권도원 박사를 찾아왔다. 체질감별 결과 그 부인은 목양체질이었다. 권도원 박사는 그 부인에게 금주사를 놔주는 의사를 찾아가보라고 했다. 반 년이 지난 어느 날 그 부인이 권 박사를 찾아왔는데 금주사를 맞고 류머티즘 관절염이 다 나았다고 말했다. 금주사는 독일에서 개발되었는데, 류머티즘 치료에 금주사가 좋다고 한국에서 한때 유행했지만 얼마 후 주사를 맞은 사람 2명이 죽었고 이후 사용이 금지되었다. 금양체질은 폐가 강한데 금은 폐를 더 강하게 하여 오장육부의 불균형을 심화시켜 면역력을 저하시킨다. 포도당이 사람을 살리기도 죽이기도 하는 것처럼 금도 이렇게 사람을 살리기도 죽이기도 하는데, 이는 어떤 체질인가가 좌우한다.

(7) 술은 독인가 보약인가

약간의 음주는 뇌졸중 위험을 낮춰준다는 연구결과가 있다. 한두 잔 가볍게 마시면 약이 된다는 말은 낯선 말이 아니다. 동서고금을 막론하고 술은 인류에게 생활의 일부분으로 이어져왔다.

그러나 태양인은 오장육부 중에서 간이 최약 장기로서 해독능력이 약하기 때문에 극소수를 제외하고는 대부분 한두 잔의 술도 건강에 크게 해롭다. 성인 23백만 명을 대상으로 분당서울대병원 소화기내과 교수팀이 연구한 바에 의하면 소수 한두 잔의 가벼운 음주도 식도암, 위암, 대장암의 위험을 높이는데, 식도암은 3배까지 암 발생 위험을 높인다.

예외도 있겠지만, 일반적으로 적은 량의 술은 간이 강한 태음인에게는 건강에 큰 위협이 아니지만 태양인에게 적은 양도 큰 위협이 된다.

[체질과 주량]

주량은 간의 해독능력 및 알콜분해효소 여부에 좌우된다. 간의 해독능력이 강한 태음이라도 알콜분해효소가 적으면 술에 약하고, 간의 해독능력이 약한 태양인이라도 알콜분해효소가 풍부하면 술에 강하다. 그런데 간의 해독능력과 알콜분해효소 관계는 꼭 비례하지는 않지만 어느 정도 유기적인 관계라 보편적으로 간의 해독능력이 강한 사람이 알콜분해효소도 풍부해 술을 잘 마신다. 태양인 중에도 간혹 알콜분해효소가 풍부해 술을 잘 마시는 사람이 있다. 간이 가장 강한 체질이 태음인이라 해독능력이 뛰어나 일반적으로 술도 태음인이 잘 마시지만 알콜분해효소의 문제까지 고려하면 술의 처리량은 체질에 절대적으로 좌우되지는 않는다.

동일한 논리가 우유의 소화에도 적용된다. 소화력이 강해도 유당분해효소가 적으면 우유를 소화시키지 못한다. 소화력이 약해도 유당분해효소가 풍부하면 우유를 잘 소화시킨다. 아이 때는 유당분해효소가 풍부해 소화력 약한 아이라도 소화력이 강한 어른보다 우유를 잘 소화시킨다.

[함평 월야막걸리]

필자는 건강 때문에 20년 이상 술을 마시지 않는데 2017년 송년회에서 우연히 막걸리를 마셨다. 술이 잘 받느냐 여부는 다음날 컨디션으로 판단해야 한다. 다음날 컨디션이 아주 좋았다. 세상에 내가 마실 술도 있구나 라고 감탄했다. 직접 양조장에 전화를 걸어 안기영 사장과 통화했다. 막걸리와 약주를 제조하는데, 별다른 비법이 있는 것은 아니고 쌀 100% 및 아스파팜이 재료의 전부라고 한다. 10일 정도 숙성을 거친다. 마셔본 사람들은 '먹고 나서 머리가 맑고 트림이 안 나오고 가슴이 편안하다'라고 말한다. 함평군에 여러 업체들이 모두 문을 닫고 이 업체 하나 남았다. 필자처럼 태양인 체질은 마셔보면 비슷한 느낌일 것이다. 막걸리가 우리 국민에게 널리 사랑받는 걸 보면 우리 국민 중에 태양인이 많다는 의미겠다. 간이 강한 체질인 태음인은 탄수화물이 가득한 막걸리에 대한 반응이 그리 좋지만은 않을 것이다.

얼마 전 필자의 조카와 통화를 했는데, '저는 포도주 알레르기가 있어요. 막걸리, 과실주 등 낮은 도수 술은 안 맞고 위스키, 고량주 등 독주가 잘 맞아요.'라고 했다. 조카는 뭘 모르고 이렇게 말하는데, 사실은 그가 태음인 체질이라서 간이 강한데 포도당, 탄수화물이 많이 포함된 포도주, 막걸리, 과실주가 간을 더 강하게 하면서 장부 불균형이 심화되어 몸이 가라앉고 음주 후 뒤끝이 안 좋은 것이다.

함평 월야막걸리 061-323-1003

(8) 밀가루는 해로운가

'밀가루는 완벽한 만성 독약이다. 머리부터 발끝까지 건강을 해친다'라고 윌리엄 데이비스 박사가 주장했다. 데이비스 박사뿐 아니라 밀가루가 해롭다는 글은 세상에 가득 하다. 암 환자에게 의사는 빵, 라면, 국수를 당장 끊어라 한다. 전에 CNN에서 미국 어떤 박사가 나와 밀가루가 모든 만병의 근원이라는 무시시한 연구결과를 발표했다. 그러나 이런 주장은 '채소가 좋고 고기가 만병의 원인이다'라는 이상구 박사의 주장과 마찬가지로 현대의학의 프레임에 갇힌 단견이다.

영양학적으로 밀은 우수한 곡물이고, 밀가루는 지난 1만년 동안 인류의 중요한 식량으로 식단을 차지해왔다. 문제는 밀 자체보다 우리 식탁에 오르기까지의 과정에 있다.

문제의 시작은 1980년대부터 유전자변형 밀이 등장하면서부터다. 기계화로 대규모 경작을 하다 보니 동일한 시기에 수확을 하기 위해 인체에 해가 되는 수확촉진제도 사용하기 시작했다. 밀을 수확해 기업이 대규모로 밀가루를 제조할 때 건조 및 처리 공정상에서 공간절약·시간단축·변질방지를 위하여 화학처리를 하게 된다. 그리고 빵을 만드는 과정에서 감미료, 방부제, 연화제, 설탕, 소금, 기름 등 각종 첨가제가 추가된다. 이런 밀가루 식품이라면 도대체 어떤 체질에 유익하겠는가? 음식의 재료가 체질에 유익하냐 여부를 떠나 가공된 인스턴트 식품은 대체로 모든 체질에 득이 안 된다. 무슨 좋은 원료가 들어갔냐는 중요하지 않다. 좋은 원료가 주는 유익함은 잠시지만 미량 포함이라도 불량한 재료가 가하는 데미지는 오래도록 몸에 상처를 남긴다. 전국규모 체인 제과점을 지방에서 운영하던 자매가 바빠서 빵으로 자주 끼니를 때우다가 둘 다 난소암에 걸렸다는 얘기를 들은 적이 있다. 두부에서 하역작업을 하던 인부가 피해를 봤다고도 한다. 식품은 시간이 지나면 상해야 자연스러운데 수입밀가루를 병에 담아둬도 부패하지 않고 그대로 이다.

수입밀과 달리 국산밀은 상대적으로 안전한 편이다. 오장육부의 장부배열상 폐/대장이 약한 태음인(목양체질, 목음체질)과 소음인 수음체질, 그리고 소양인 토양체질에 매우 좋은 식품이다. 폐/대장이 강한 태양인은 밀가루가 장부의 불균형을 더 심화시킨다. 그러나 술이 태양인에게 해롭지만 술 잘 마시는 태양인도 있듯이 태양인이나 소음인 수양체질도 글루텐을 처리할 수만 있으면 소량은 괜찮으리라 생각한다. 소화가 힘든 정제된 밀가루가 아니고 통째로 빻은 통밀가루가 권장된다.

'밀가루는 완벽한 독약이다'라는 주장이 8체질 프레임에서 보면 국산 밀이라면 태음인과 소양인 수음체질에는 유익한 식품으로 권장될 수도 있다.

(9) 옥수수는 해로운가

SBS 스페셜에서 '옥수수의 습격'이란 프로를 다룬 적이 있다. 그 내용은 다음과 같다 :

"오메가6와 오메가3의 권장 비율은 4:1인데 가축사료로 쓰이는 옥수수는 오메가6와 오메가3의 비율이 60:1 이다. 이 옥수수를 먹고 자란 닭고기, 돼지고기, 소고기 역시 오메가6를 과도하게 함유하고 있다. 달걀의 경우는 20:1까지 나오기도 했다. 그것을 인간이 먹고 있다. 오메가6가 과도하면 여러 가지 문제를 야기한다. 대사속도가 느려지고, 혈관을 수축시켜 혈압을 높이고, 혈소판 응고를 촉진시켜 심장병을 유발할 수 있고, 지방세포의 수와 크기를 증가시키며, 세포의 노화를 촉진시킬 수 있다."

그러나 SBS 스페셜 프로는 미국의 영상물을 토대로 구성되었다. 미국산 옥수수는 대부분 유전자 조작된 것이고, 우리나라 옥수수와는 품종 자체가 다르다. 더욱이 거대 농장에서 대규모로 기르고 수확하고 가공하는 과정에서 밀가루 못지 않는 화학적 처리가 있었을 것이다. 국산은 성분 구성비가 다를 것이고, 식탁에 오르기까지 거치는 과정이 다를 것이다.

그 프로에서 보면 옥수수를 주식으로 하는 산악지역에 사는 사람들은 치아라고 하는 식물을 함께 먹는다. 북한처럼 옥수수를 주식으로 하는 경우는 펠라그라라는 피부병이 걸린다고 고교 가정교과서에 실린 적이 있다. 이를 8체질의 시각에서 보면, 옥수수는 열성식품이기 때문에 태음인, 소음인에게는 좋은 식품이고 태양인이나 소양인에게 중간적인 식품이니 만약 문제가 생기면 태양인이나 소양인에게서 생길 수 있겠지만 주식으로 삼지만 않는다면 염려할 것이 없을 것이다. 태양인, 소양인이 주식을 삼는다면 산악지역 사람들의 치아에 해당하는 완충식품이 있어야 할 것이다. 북한에서도 펠라그라라는 피부병을 염려한다면 태양인,소양인은 이런 완충의 개념이 필요할 것이다.

옥수수를 가공해 팝콘이 된다. 내 지인인 소음인 수음체질인 분은 감기 기운이 있을 때 팝콘을 먹으면 감기 기운이 가신다고 한다. 그러나 수음체질에게 좋은 옥수수라도 길거리에서 솥의 물을 바꾸지 않고 며칠씩 삶아낸다면 방치되는 사이에 물이 오염되어 불량식품이 된다.

8체질을 알고 나면 미디어의 각종 건강정보나 특집 프로에서 소개하는 보약, 건강식품이 태양인 체질에 얼마나 해로운 지 알 수 있다. 몸보신으로 먹는 갈비탕, 곰탕, 육개장, 삼계탕, 매실청, 녹용, 홍삼, 꿀(보툴리누스균 때문에 1세 미만 유아에게 치명적임), 쑥, 옻, 종합비타민제, 천마, 강황, 원적외선 치료기 등이 태양인 체질에는 도움이 되기보다 오히려 건강에 해롭고 돈낭비다. 고기에 기름진 음식에 풍족한 식생활이 오히려 태양인에게 독으로 작용한다. 소가 풀만 먹고도 좋은 콜레스테롤이 자체적으로 형성되고 힘이 센 것처럼 태양인체질은 쌀밥에 김치, 시래기국만으로 건강을 유지하는데 문제없다. 단백질 부족을 염려할 필요가 전혀 없다. 오히려 단백질 보충제가 간에 부담을 주고 장부 불균형을 심화시켜 면역력을 해친다.

8체질의 창시자인 권도원은 어린시절 명절을 지내거나 잔칫집에만 다녀오면 병이 났다. 원인은 고기 음식이었다. 아주 적게 먹었음에도 탈이 났다. 일제시대 말기 만주로 갔는데, 매서운 찬바람에 모든 사람들이 두꺼운 옷과 방한모에도 덜덜 떠는데 권도원은 보통의 옷차림으로도 끄떡없었다. 이유는 그 지방에서 나는 메조로 지은 밥이었다. 함유된 영양이 볼품없는 메조였지만 태양인에게는 엄청난 에너지의 원천이었던 것이다.

(10) 비티민C

▶ 체험담 : 오랫동안 고기를 먹기 힘들었던 40대세 태양인 금양체질입니다. 자궁관련 온갖 고질병(생리통, 자궁경부암, 자궁근종)이 있고 이전 한의원에서 토양으로 잘못 감별받았습니다. 반찬 정도로 고기를 먹으면 소화불량과 방귀가 독하게 나오고, 모임으로 식당에서 고기 위주로 먹게 되면 식당에서 나오기 전에 설사를 하고 심할 때는 밤새 10번 이상 설사 하다 진이 빠지곤 했습니다. 그런데 제가 하루에 비타민씨 6g 정도(몸무게 10kg당 비타민C 1g. 몸무게가 60kg이라면 6g. 알약 하나가 1,000mg = 1g이니 매끼 2알씩 하루 총 6알)를 매일 먹은 지 3달이 되었는

데 우연히 소고기 잔뜩 먹고도 그날 설사와 방귀 없이 숙면을 취했습니다. 혹시나 하여 5일 뒤에 삼겹살을 잔뜩 먹었는데 역시 문제없이 소화했어요. 30대 이후 15년 이상 고기를 무서워한 저에게 이런 일이 너무 신기해서 어쩐 일인가 했는데 비타민씨 덕에 간이 건강해지고 드디어 쓸개즙이 나오는 건 아닌가 싶네요. 쓸개즙이 나와야 고기가 분해된다 하잖아요. 2번의 고기 소화로 속단하기는 어렵지만 오랜만에 고기 먹어 즐거웠습니다.

▶ **필자 조언** : 지난 주말에 만난 친구가 이형협심증으로 약을 먹고 있는데 자신의 비타민C 체험담을 말했습니다. 비타민C를 복용하는데, 계단 오를 때 숨이 덜 차고 변의 고약한 냄새도 없어졌다 하네요. 비타민C는 간에 기운이 가기 때문에 간이 약한 장기인 태양인에게 유익합니다.

태양인체질이라도 사람에 따라 혹은 몸의 상태에 따라 처리능력의 차이로 변비, 설사 혹은 가벼운 두통 등 비타민C의 효과가 조금씩 다를 수 있으니 잘 살피고 양을 가감하는 것이 좋으며, 식사 전 복용 하면 속이 쓰리면 식사 중이나 식사 후에 먹어도 좋습니다.

비타민C가 도움을 주었겠지만 이것 하나만으로 건강이 회복된 거는 아닐 것입니다. 그 동안 건강을 위해 들인 노력이 컸으리라 생각합니다. 그러니 앞으로도 8체질섭생을 잘 지키는 것이 좋겠네요. 육고기는 태양인의 건강식품은 아니니 너무 자주 즐기게 되면 면역력을 유지하는데 도움이 되지 않습니다.

▶ 체험자 답장 : 정확하시네요. 건강상의 이유로 20년 직장생활을 정리하고 정기적으로 운동하고 스트레스 없는 삶을 6개월재 보내고 있습니다. 그래도 가장 큰 영향은 정확한 체질검사 후 비타민C 섭취였을 것 같아요. 고기는 태양인에게 적합하지 않으니 지금처럼 야채와 해산물 위주로 지내겠습니다.

▶ 필자 조언

저도 가끔 비타민C 한두 알을 섭취합니다. 효과를 다음과 같았습니다 : 발뒤꿈치 갈라졌던 곳이 아물었다, 쾌변한다, 잠이 깊어지고 자다가 깨도 다시 쉽게 잠이 든다, 코 가려움이 해소되고 콧물도 없어졌다, 눈 흰자위가 맑아졌다 등. 이러한 효과는 비타민C 하나만으로 나타나지는 않습니다. 8체질 섭생을 제대로 지킬 때 잘 나타납니다.

히포크라테스는 '음식으로 치료할 수 없는 병은 약으로도 못 고친다.' 했고, 허준(동의보감)은 '약보다 음식으로 몸을 보함이 낫다.'고 했습니다.

(11) 비타민C로 변비가

▶ 체험담 : 태양인 금음체질입니다. 비타민C 울투라파인 분말로 하루 9~12g을 약 1달 정도 복용하고 있습니다. 점심에 복용하면 가스가 심해 회사에서는 피하고 아침, 저녁에만 복용합니다. 근데 복용한지 2주가 지나면서 없던 변비가 생겨 심해졌습니다. 갑작스레 장기간 변이 딱딱하니 뭔가 싶네요.

▶ 필자 조언 : 몸에 온기가 없으면 변이 물러지고, 반대로 온기가 지나치면 딱딱해집니다. 비타민C로 대사가 활발해지면 묽던 변에서 굵은 변이 되니 바람직하지만, 그러나 비타민C 섭취량이 지나치면 정도가 심해지니 비타민C를 줄여보세요. 또한 대사가 활발해지고 몸에 온기가 돌아 물의 필요량도 그만큼 늘어나니 충분히 물을 마셔주기 바랍니다. 끼니는 굶더라도 물은 꼭 챙겨 마셔야 합니다. 장시간 물을 안 마신 상태에서 식사할 때는 식사 전후 꼭 물을 챙겨 마시기 바랍니다.

비타민C는 장에 있는 물을 흡수하는 성질이 있습니다. 물도 제대로 안 마시고 장시간 공복상태에서 식사를 하게 되면 변이 굳어질 수 있습니다.

비타민C를 복용할 때 간혹 처음에는 두통이나 몸이 나른 할 수도 있는데, 이는 몸 안에서 노폐물 제거작업이 왕성하게 일어나기 때문입니다. 꾸준히 복용하다 보면 몸의 좋은 변화를 꾸준히 느낄 수 있습니다.

(12) 열성향신료의 부작용

▶ 질문 : 매운 거 먹으면 손에 쥐가 나요

평소 매운 걸 잘 안 먹는데 어쩌다가 매운 거 먹으면 위가 땡기는 느낌과 함께 손발이 저린 느낌이 오다가 손에 쥐가 나네요. 손이 닭발 모양처럼 되면서 그 상태로 쥐가 오래 가요. 귀에 카세트 테이프에서 나오는 노이즈 소리 같은 것도 잠깐 들리고요. 왜 그러는 건가요?

▶ 답변 : 비/위가 강한 체질인 태양인 금양체질과 소양인(토양체질,

토음체질)에 나타나는 증상입니다. 이 체질은 생강, 계피, 고추, 카레, 강황 등과 같은 열성향신료를 과도하게 섭취하는 것을 피해야 합니다.

(13) 현미

태양인 금양체질입니다. 체질을 모르고 현미식 했다가 사춘기에도 없던 화농성 여드름으로 고생했습니다.

(14) 고구마

태양인, 소양인에 맞지 않는데, 김치 등 체질음식과 함께 드세요.
- 태양인 금양체질인데, 전날 저녁 고구마 하나 먹고 새벽까지 잠이 안 들어 힘들었어요. 맛은 참 좋은데.
- 저도 금양체질인데, 고구마 먹고 몸이 메이면 커피를 마시곤 했는데, 그런 날은 영락없이 잠도 안 오고 속이 쓰리고 역류현상이 있었는데, 고구마가 체질적으로 맞지 않는 거였네요.

(15) 건선피부

금양체질의 남성입니다. 이틀에 한 번 세숫대야에 물을 가득 받아서 베이킹소다 1~2스푼 풀어서 씻고 건선피부가 많이 좋아졌어요.

(16) 유근피

- 입술의 문제는 거의 위장 때문인데 유근피가 좋다.
- 역류성식도염과 위염에는 유근피가 좋다.
- 알레르기 비염도 염증이기 때문에 효과가 있다.

- 제약회사 신약개발 분야에 일하는 분이 십이지장궤양으로 한약 먹었지만 증세가 더 심해졌는데 유근피를 먹고 깜짝 놀랄 정도로 좋아졌다.
- 충농증을 가진 태양인 금양체질인데 유근피를 마시면 명치가 살짝 답답하고 미미한 두통을 느낀다. 이런 증세의 원인은, 유근피는 위산분비를 억제하기 때문에 오래 마시면 위산분비가 줄어들어 소화기능이 저하될 수 있다.
- 강아지 구토할 때도 먹이면 뚝 그친다.
- 섭취방법
  (1) 유근피는 체질에 상관없이 효과를 볼 수 있다.
  (2) 느릅나무 껍질을 유근피라 하는데, 연하게 달여 먹는다.
  (3) 유근피는 염증에 쓰는 약재다. 염증이 없다면 태양인이 굳이 쓸 필요는 없다.
  (4) 유근피가 좋다고 오래 마시면 어지럽고 머리가 띵하고 멍해질 수 있는데, 그럴 때는 즉시 중단하거나 양을 줄인다.

(17) 야관문

야관문은 성질이 서늘하고 신장/방광을 보하니 금양체질에는 좋고 금음체질에는 해롭다. 다음은 금양체질의 체험담이다 : "금양체질인데 너무 잘 붓는다. 아침에 일어나면 얼굴이, 저녁에는 집에 가면 다리가 퉁퉁 부어 있었다. 야관문을 연하게(!) 끓여서 일주일 정도 아침 저녁으로 물처럼 마셨더니 속도 편하고 소변도 잘 나오고 몸도 가벼워졌다."

(18) 약쑥

- 온한 성질이라 그런지 태양인체질이 약쑥을 섭취하고 변비를 겪었다는 사람이 있다.
- 냉증이 심한 태양인 금음체질이 미량 섭취하면 나쁘지 않다. 상태를 잘 살핀다.
- 시중의 제품을 보면 약쑥에 구절초, 계피, 잔대 등의 성분이 추가되어있다. 건강제품을 볼 때는 주재료에 섞여있는 다른 성분을 잘 살펴야 한다.

(19) 아로니아

태양인, 소양인 체질에 좋다. 농도가 강하지 않도록 아주 적은 양을 섭취한다.

(20) 알로에

알로에는 속열을 내린다. 따라서 태양인 금양체질, 소양인에 맞아 쾌변에 도움이 된다. 시중에 건강음료로 나와 있는 것은 처리를 거치고 다른 성분을 첨가해 생알로에와는 그 반응이 많이 달라 큰 효과를 기대하기 힘들고, 맞지 않는 사람도 오래 마셔야 부작용을 겪는다. 시중의 건강음료가 모두 이런 식이기 때문에 태양인에게 최고의 건강음료는 생수이다.

2. 교감신경긴장 체질과 부교감신경긴장 체질

교감신경은 폐/대장, 신/방광을 관장하기 때문에 폐/대장이 최강 장기인 태양인, 그리고 신/방광이 최강 장기인 소음인은 교감신경이 항상 긴장상태에 있는 교감심경긴장 체질이다. 부교감신경은 간/담, 비/위를 관장하기 때문에 간/담이 최강 장기인 태음인, 그리고 비/위가 최강 장기인 소양인은 부교감신경이 항상 긴장상태에 있는 부교감심경긴장 체질이다.

개인적 차이가 있겠지만, 커피가 몸에 맞는 사람은 거의 부교감신경긴장 체질인 태음인이나 소양인이고, 커피가 맞지 않는 사람은 교감신경긴장 체질인 태양인이나 소음인이다.

	태양인, 소음인 (교감신경긴장 체질)	태음인, 소양인 (부교감신경긴장 체질)
냉수욕	태양인은 냉수욕을 꾸준히 하면 몸의 냉증을 몰아내고 온기가 돌기 시작한다. 소음인은 냉수욕이 좋기는 하지만 열이 적기 때문에 너무 몸이 차가워지지 않도록 주의해야 한다.	해롭다
온수욕	유익하지 않다. 온수로 몸을 가볍게 풀더라도 마무리는 찬물로 한다.	태음인이 건강을 유지하는 방법은 두 가지이다. 운동을 통해 혹은 온수욕이나 사우나를 통해 땀을 충분히 흘려주는 것이다. 각탕법도 아주 효과가 크다.

운동	무더위에 땀을 과하게 흘리는 신체적 활동은 자제한다.	무더위에 땀을 흘리는 신체적 활동에 잘 견딘다.
천연황토염색 침구류, 원적외선 치료	천연황토염색은 원적외선이 방출되는데, 태양인에게 특히 해롭다. 소화불량, 피부트러블, 상체열기상승 등 여러 가지 부작용이 발생한다. 필자가 다니던 회사의 직원이 금음체질인데, 사장의 권유로 회사 근처에서 원적외선 치료를 받는데 위로 열이 치솟았지만 50분을 버티다 결국 뛰쳐나왔다.	치료 효과가 크다.
물	산성수가 좋다. 요즘 시중에 유행하는 탄산수는 산성수이다. 태양인, 소음인에게 알칼리 이온수는 해롭다. 태양인 체질의 모녀가 알칼리 이온수 물을 장기간 먹은 뒤로 속이 따끔거리고 쓰린 증세를 겪었는데 일반 정수모드로 바꾸고 나서 괜찮아졌다.	알칼리 이온수가 치료효과가 있다. 산성수를 마시면 속이 불편하다.

※ 간이 약한 태양인, 위장이 약한 소음인은 태음인/소양인에 비해 식단조절이 더 중요하다.

3. 도토리가루 1kg이 중금속 폐수 3.5톤을 정화한다는데

경이롭다는 건강식품이 태양인 건강을 망친다

도토리의 아콘산 추출물로 중금속 폐수 정화 실험을 한 결과 100
~200배 희석시킴

니켈 100ppm → 0.5ppm으로 200배 희석시킴

카드뮴/크롬 100ppm → 1ppm으로 100배 희석시킴

도토리 가루 1kg이면 중금속 폐수 3.5톤을 정화한다고 한다. 방송에 의하면 약을 좋아하는 남편이 몸의 중금속 수치가 높아 집에서 짜증이 심해 아내는 '사찰음식으로 대중에게 널리 알려진 선재 스님'이 준 도토리가루 2kg 그램을 도토리묵으로도 먹고 전, 묵밥, 나물로도 무쳐서 주었다. 한 달 뒤 병원에 갔더니 중금속이 거의 없어졌다 한다.

위의 글을 보는 사람은 도토리의 놀라운 효능에 현혹되어 도토리묵을 구입하고 싶어질 것이다. 미디어에서 건강전문가 전하는 건강 정보나 슈퍼 푸드에 현혹되지 마라. 경이롭다는 건강식품이 태양인 건강을 망친다

그런데 실험실 실린더에서 실험하는 방식으로 우리 몸에서도 생화학이 일어나는 것이 아니다. 신체의 독소나 노폐물을 언급할 때는 대사로 인한 혈액이나 세포의 내의 상태를 위주로 말하는 것이지 실린더에 도

토리 가루를 넣듯이 위나 대장에 도토리 가루를 투입해 정화시키는 의미가 아니다. 도토리의 직접적인 해독기능보다는 도토리가 갖는 음양오행의 기운이 태음인이나 소음인의 장부불균형을 완화해 우리 몸에 내재되어 있는 독소 해독이나 노폐물 배출 기능을 활성화시킨다는 의미로 본다면, 이런 기능을 하는 체질 음식은 얼마든지 있다. 무슨 식품이 무슨 병에 효과가 있다더라 식으로 답을 찾는 것은 올바른 접근법이 아니다.

도토리는 태양인, 소양인에게 유익하지 않는 식품이다. 태양인 섭취하면 장부의 불균형을 심화시켜 면역력이 떨어져 신체의 독소 해독과 노폐물 배출기능도 약해진다.

4. 태양인을 위한 건강식품

- 생수

생수가 최고의 건강음료이다. 가게의 선반에 진열된 모든 건강음료를 멀리 하라. 가공처리를 위해, 유통기간을 늘리기 위해, 소비자 입맛을 사로잡기 위해, 여러 사람에게 두루 효과를 보기 위해 이것저것 잡다한 것이 첨가된다. 대량 생산되는 음식, 술 음료 등에는 대개 10가지 이상의 화학 첨가물이 들어 가는데, 그것은 최초로 첨가한 화학 첨가물의 흔적, 즉 그 첨가물의 맛과 색 등을 중화시키거나 눈에 띄지 않게 하려다 그렇게 된 거다. 건강음료에 포함된 좋은 성분이 주는 혜택이 아무리 커도 미량의 첨가물이 가하는 데미지가 이를 상쇄하고도 남는다. 좋은 거를 찾기보다 해가 되는 것을 피하려는 마이너스 건강법이 태양인에게 중요하다.

- 오가피

필자는 금양체질인데 컨디션이 떨어지면 일반오가피를 끓여 마시곤 한다. 가시오가피는 복용해보지 않았다. 드물지만 혹시 상열감이 나타난다면 양을 줄인다. 몸의 처리량 이상은 부담이 되니 연하게 마시고 양도 줄이는 것이 좋다. 오래 먹다 보면 효과가 반감되니 농작물의 해걸이처럼 끊었다가 먹는다. 흐르는 물에 솔로 가볍게 문질러 씻는 정도로 충분하다. 약재는 속이 아니라 껍질에서 성분이 우러난다. 주전자나 냄비에 한 번 끓이고, 나중에 다시 끓이면 우러난다.

- **포도당주사**

  심한 감기나 컨디션 저하에는 약이 필요없다. 포도당주사로 바로
  증상이 완화된다. 다른 여타 증상에도 효과가 크다.

- **감식초, 메밀식초, 와송식초**

  비타민C 섭취 때 가스가 자주 나오는 경우가 있는데 이들 식초
  를 물에 희석해 마시면 증상이 쉽게 완화된다. 거듭 강조하지만,
  태양인은 해독을 담당하는 간의 부담을 최소화하도록 늘 부족
  하다 싶게 약간의 맛만 본다는 정도로 농도와 양을 줄여야 한다.
  이 제품 모두 태양인체질에 무난하고, 필자는 금양체질에는 메
  밀차를 금음체질에는 감식초를 추천한다. 함유된 효소가 다르니
  1:1:1의 비율로 함께 마시면 1+1+1=3이 아니라 상호 시너지로 제
  곱인 9 이상의 효과가 있다.

  유사체질로 오행이 서로 충돌하는 경우 몰입도가 절반 이하로 떨
  어진다. 어머니댁에 며칠 지내는데 토양체질인 어머니와 금양인
  필자는 강장부, 약장부가 겹치기 때문에 책상에서 2시간 집중이
  어려울 만큼 컨디션이 떨어졌다. 그런데 김명성발효연구소 식초(3
  가지 섭취했음)를 섭취했더니 머리가 맑아지고 연속 6시간을 넘겨
  도 집중력이 유지되었다.

  김명성발효연구소의 식초는 본연의 순수 물성이 높아 경이로운

건강증진 효과가 있지만 각 체질에 맞는 식초를 분류하는 문제가 해결되지 않아 10여년 동안 제품판매를 하지 않았고, 다만 연구소에 등록하는 교육생이 항아리를 분양받아 자신이 먹을 것을 직접 제조하는 식으로 운영되어왔고, 단체로는 웨스턴 조선호텔 셰프들에게 뛰어난 맛과 제대로 된 발효법의 교육 및 분양방식으로 호텔에 제품이 제공된다. 같은 영암지역에 있는 하나요양병원(암전문, 8체질섭생 기반 개인맞춤형 061-904-3000 www.hanahos.co.kr)에도 제품이 제공되어 정요한 한의사가 입원 중인 환자들에게 적용하여 놀라운 효과를 거두고 있다. 필자가 2018년 1월에 방문해 8체질분류에 따라 체질에 맞는 식초를 구분하고 그 강력한 건강효과를 확인시켜주자 8체질 감별이 확정된 사람에 대해서는 제공하겠다고 약속했다. 다른 식초와 달리 입에 머금으면 즉시 중화가 되어 위를 보호하기 때문에 속쓰릴 때 마셔보면 바로 속이 가라앉는 효과가 있다. 올바른 8체질 감별로 해로운 식품을 피하고 김명성발효연구소 식초를 마시면 단기간에 경이로운 체험을 할 것이다. 김명성발효연구소 식초는 8체질섭생을 완벽하게 구현해줄 최고의 식품이다.

전날 누님(태양인 금음체질)을 만났는데 요즘 입술이 쓰리고 아프다고 하길래 김명성발효연구소 식초(메밀식초, 감식초, 와송식초)를 섞어 한 잔 마시게 했다. 오늘 누나가 카톡으로 "내가 입술이 안 쓰리고 진정이 되었는데 어제 그것 때문인가?"라고 묻는다. 내가 답하기를 "여름에 주전자에 찬물을 넣으면 표면에 물방울이 맺히는데, 닦아도 다시 물방울이 표면에 생기죠. 마찬가지로 입술은 그 국소적인 입술만의 문제가 아니라 대응되는 위장의 문제라 입술에 직접 뭐를 발라도 그 때뿐인데, 식초가 면역력을 높여 몸이 제대로 기능하면서 속을 다스려준 것입니다. 그 결과 입술이 정상을 찾는 것이죠."

그럼 식초가 만병통치약인가? 건강은 면역력의 문제이기 때문에 몸이 필요로 하는 식품이 공급되면 오장육부 불균형이 완화되면서 면역이 작동하기 때문에 몸이 스스로를 치유해 이런저런 증세가 가라앉는 것이다. 몸이 필요로 하는 식품의 선택은 음양오행에 기반한 8체질 섭생에 따른다

필자는 김명성발효연구소 감식초, 메밀식초, 와송식초 세 가지로 효과를 테스트해봤지만 오가피식초, 야관문식초 등 여러 가지 다양한 제품이 제공된다.

제품이 필요한 사람은 이 부록에 소개된 8체질헬스뷰티연구소, 세계8체질자연치유협회, 8체질나라(네이버 카페), 신뢰할만한 8체질전문 한의원에서 감별을 받고 다음의 연락처로 요청할 수 있다

전화 010-3285-9763 / 카톡아이디 8kmsfood

− 비타민C

비타민C 권장량은 100mg이다. 건강증진이나 치료목적으로 대용량 섭취하는 것을 메가도스(mega-dose) 요법이라 한다. 일반적으로 몸무게 10kg당 비타민C 1g으로 해서 몸무게가 60kg이라면 6g을 섭취한다. 알약 하나가 1,000mg = 1g이니 매끼 2알씩 하루 총 6알을 기준으로 하되 몸의 상태에 따라 가감한다. 비타민C조차 제대로 흡수하지 못할 정도로 몸이 극도로 허약할 경우는 적은 용량에서 조금씩 늘려간다.

〈주의 사항〉

1) 비타민C는 간이 최약 장기인 태양인으로 한정해 권장한다. 간이 중간 이상인 다른 체질은 효과가 없거나 해가 될 수 있다.

2) 비타민C를 일부 함유하는 식의 제품은 함량부족으로 효과가 적다.

3) 분말 비타민C와 알약 중에서 선택한다. 알약 형태로 만드는 과정에서 부형제가 사용되기 때문에 분말 비타민을 선호하기도 한다.

4) 비타민C를 지나치게 오래 복용하는 것은 바람직하지 않다. 비타민C는 간에서 저장되는데, 인위적으로 장기간 공급되면 간이 게을러져 외부공급에 의존적이 될 수 있다. 1개월 복용한 후에 몇 달간 쉬어주고 그 기간 다른 식품으로 보하는 것이 좋다.

5) 태양인 섭생에 맞춰 필요한 영양이 공급되어야 비타민C도 역할을 잘 할 수 있다.

6) 비타민C로 인해 변비가 발생할 수 있다. 이에 대한 대처는 앞에 있는 '1. 같은 음식이라도 보약이냐 독이냐는 체질에 달렸다'를 참고

한다.

7) 영국 과학잡지 New Scientist는 "비타민제는 실험실 안에선 강력한 항산화 작용을 하지만 사람 몸 안에 들어가면 오히려 건강을 해치기도 한다"고 했다. 과일 속 비타민C와 약국에서 파는 비타민C의 차이처럼 현대과학으로 입증하지 못하는 자연의 신비다. 스웨덴 카롤린스카 의대 연구진에 의하면, 비타민 C, E는 백내장 예방에 효과가 있지만, 그러나 보충제를 통해 과잉 섭취하면 백내장 발병률이 높아진다. 자연 함유된 식품을 통해 섭취되는 경우는 문제가 없다. 필자는 비타민C의 섭취로 단기적 건강증진 효과를 확인하기는 했지만 이런 점을 고려해 가끔 한두 알 먹는 정도에 그친다.

8) 시중의 비타민C 알약 제품을 만드는 과정에서 비타민C(L-ascorbic acid), 결정셀룰로오스, 히드록시프로필메틸셀룰로오스, 스테아린산마그네슘, 이산화규소 등이 사용된다. 사람에 따라 극미세량에도 특이한 반응을 보이는 수도 있을 수 있다. 변기통을 보면 단지 대변 소변이 지나는 것만으로 두껍게 이물질이 들러붙어 커진다. 우리가 섭취하는 각종 인공 농축 영양제도 신장, 방광에 이런 부담을 줄 수 있다. 효과만 보고 잠재적 부작용을 무시해서 무조건 많이 먹기보다 양을 조절하는 지혜가 필요하다. 가능하면 청정한 자연 재료로 만든 건강한 밥상을 통해 필요 영양소를 얻는 것이 가장 바람직하다.

5. 태양인을 위한 일반식품

체질에 좋다는 뭐를 먹어도 속에서 받지 않는다면 부재료나 요리법을 잘 살펴보라.

지인이 태양인 금음체질인데, 체질에 좋다는 오징어전을 먹고는 속이 불편하다 한다. 전은 식용유를 사용해 부친다. 오징어는 문제가 없지만, 답즙분비가 약하니 식용유가 문제인 것이다.

푸른잎채소가 체질에 맞아도 건강악화로 담즙 분비가 적은 경우 나물을 무칠 때 참기름, 들기름이 들어가면 소화에 문제를 일으키기도 한다.

들깨잎은 온한 성질이니 음/양으로 따져볼 때 수음체질에 아주 좋다. 그런데 가벼운 당뇨 증세인 소음인 수음체질인 분이 들깨잎무침을 먹고는 발가락 사이 피부가 벌어져 불편하다 한다. 내막을 알아보니 들깨잎무침에 매실청을 넣었던 것이다. 매실청은 설탕이 많이 들어가기 때문에 당이 높아 그런 일이 생긴 것이다.

태양인인 지인이 황태국을 먹고 속이 불편했다. 체질상 황태는 문제가 없는데, 참기름으로 황태를 초벌구이한 것이다. 담즙 분비가 적은 태양인에게 참기름이 문제인 것이었다.

－ **잘 숙성된 김치, 백김치** : 태양인은 쌀밥에 김치만으로도 건강관리

가 가능하다.

- **낙지, 오징어, 쭈꾸미** : 낙지는 깨끗이 씻어서 물만 넣고 끓여도 간이 맞으니 익은 낙지와 국물을 먹는다.
- **감말랭이, 곶감** : 간식이나 한끼 식사로 좋다. 화학처리 없는 자연 건조가 중요(솔내음농장 010-4813-6055)
- **기정떡** : 얼렸다가 녹여서 먹으면 간식이나 한끼 식사로 좋다. 재료의 청정도나 발효 정도에 따라 몸에 안 받는 경우도 있다. 필자에게는 김필곤기정떡(010-4613-0117)이 먹고 가장 편했다. 12월 및 1월은 자연발효가 안 되어 생산 안됨
- 속이 불편해 식사가 곤란하면 **녹두죽**이 좋다.
- 콩으로 기른 콩나물보다는 **녹두**로 기른 숙주나물이 태양인에게 좋다.

6. 태양인에게 최악의 식품

태양인은 간/담이 가장 약한 장기이다. 담즙 분비가 적기 때문에 지방, 기름 종류가 소화기에 부담을 준다. 특히 가공식품에 들어있는 트랜스지방은 최악의 식품이다.

트랜스지방은 마가린, 쇼트닝, 마요네즈, 케이크, 빵/과자, 케이크, 튀긴 음식, 가공 초콜릿, 감자튀김, 팝콘, 라면 등에 많이 함유돼있다.

체질불문하고 트랜스 지방은 나쁜 콜레스테롤인 LDL 콜레스테롤 수치를 올리고 좋은 콜레스테롤인 HDL 콜레스테롤 수치를 낮춰 심근경색, 협심증, 뇌졸중 등 각종 심혈관질환 위험을 높이는데, 특히 간/담이 약한 태양인에게 타격이 크다.

7. 기타

- 태양인은 정전기에 민감하니 **순면**으로 된 속옷을 입고, 파랑색이 좋다.
- **이불** 역시 순면을 사용하는 것이 숙면과 건강에 큰 도움이 된다. 필자는 잠자리에서 코를 끙끙거렸는데 천연쪽염색 원단(쪽염색은 파랑색임)을 몸에 두르고 이불을 덮었더니 그런 증세가 사라졌다. 순면 이불을 따로 구입하고 색깔까지 파랑으로 맞추려면 부담스러우니 천연쪽염색 원단을 구입해 깔고 덮으면 된다. 공장에서 출하된 원단은 천연쪽염색 작업을 하기 전에 약품과 불순물을 제거하는 과정이 중요한데 가장 정통적으로 이 작업을 수행하고 천연염색 노하우도 뛰어난 업체를 여기에 소개한다. 사용 전 세탁할 필요가 없다. 이문순황토염색(전화 010-8009-1636) 혹은 킨디고(www.kindigo.co.kr) 070-7740-8290 강남구 신사동 매장에서 둘째/넷째 토요일 2시 천연쪽염색체험 제공
- **초콜릿**은 태양인에게 그다지 해로운 식품은 아니지만, 주성분인 카카오가 문제가 아니라 첨가된 유지방성분이 문제다. 밀크성분이 안 들어간 100% 다크초콜릿을 선택한다. 커피생각나면 코코아가루를 타서 마시면 되는데 순도가 높은 것을 구입한다.
  이같이 제품을 선택할 때는 항시 주성분뿐 아니라 첨가된 성분에 대해서도 주목해야 한다. 요리도 마찬가지다. 내게 좋은 주재료라도 조리할 때 첨가된 재료를 주목해야 한다.
- **채소** : 일반 농가에서 화학비료와 농약으로 재배하는 대부분의

채소는 질산염 함유량이 기준치의 10~30배까지 나타나고 있다. 질산염은 체내에서 유해한 아질산염으로 바뀌고, 여기에 즐겨먹는 육류가 분해될 때 발생하는 아민이 곁들여지면 니트로사민이 생성되어 암 발생율을 높이게 된다. 면역력이 약한 환자라면 안전하게 재배된 야채가 아니면 섭취량을 줄이거나 김치, 조리 등을 거쳐 섭취한다.

수경재배는 노지재배보다 질산염이 10~30% 정도 높다. 질산염 농도를 다음과 같이 낮춰본다.
1) 물을 받은 후 채소 씻는 것을 3회 정도 반복하면 질산염 농도가 감소한다.
2) 1~2분 정도 데쳐 사용하면 질산염 농도가 30~45% 감소한다.
3) 데친 후 찬물에 씻은 후 꽉 짜주면 질산염 농도가 더 감소한다.
4) 유기농 재배 채소를 먹도록 한다.
- **포도** : 하우스에서 재배된 거봉은 비를 맞지 않기 때문에 재배과정에서 사용되는 여러 가지 성분이 껍질에 축적될 수 있기 때문에 잘 씻고 껍질은 먹지 않는 것이 좋다.
- **야채효소** : 발효를 하면 맛은 순해지지만 그 식품이 갖는 음양오행의 물성은 더 강해진다. 야채효소의 여러 가지 재료 중에서 태양인에 해로운 것이 주재료인 야채효소 피하는 것이 좋다.
- 태양인에게 브라운 색 선글라스는 해롭다. 푸른 색이 좋다.
- 파랑색과 간의 파동이 같기 때문에 간이 약한 태양인은 파랑색 의복이 좋다

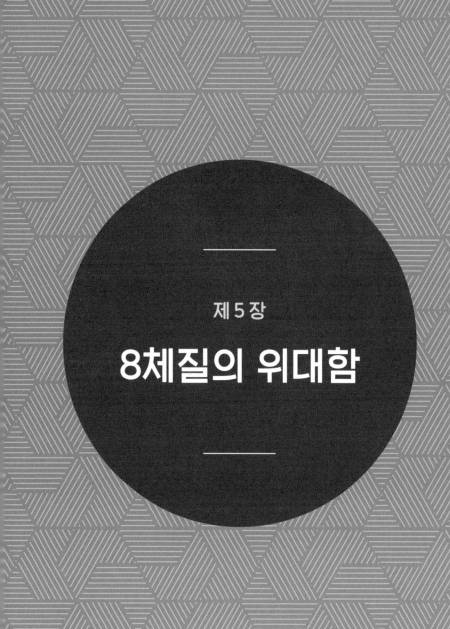

제 5 장

8체질의 위대함

1. 도올 김용옥은 8체질을 정립한 권도원 박사를 신이라 극찬했다

"내가 만난 신(神)은 단 두 사람이 있다. 그 하나가 모차르트요, 또 하나가 권도원이다." 도올 김용옥이 한 말이다. 의사였던 도올 김용옥의 부친이 8체질 소문을 듣고 난치병에 고통받는 아들을 권도원 박사에게 데려갔다. 현대의학으로 치료 불가능한 난치병으로 고통받던 그를 권도원 박사가 8체질로 완치시켰던 것이다. 그 체험이 계기가 되어 후에 그 자신도 한의대에 진학해 한의사 자격을 취득했다.

전 서울대 해부학 교수였던 이명복 박사는 그 자신이 의사였지만 현대의학으로 치료하지 못하고 40년간 위장병을 앓았다. 권도원 박사가 이를 8체질 침법으로 치료했다. 이를 계기로 이명복 박사는 8체질을 배워 많은 암환자들을 치료하고 물밀 듯 밀려드는 수많은 환자들의 체질감별을 했다. '체질을 알면 건강이 보인다'는 그의 대표적인 8체질 저서이다.

현대의학에서 치유가 불가능한 난치병을 권도원이 8체질로 완치하면서 8체질이 권력자들의 관심을 받아왔다. 권도원 박사가 직접 박정희 대통령(태양인 금음체질)과 육영수 여사(태음인 목양체질)을 진맥했다. 김대중 대통령도 진맥한 적이 있는데 소음인 수양체질로 나왔다. 노무현 대통령(태양인 금음체질)은 대선후보 시절 보좌진도 없이 혼자 권도원 박사를 찾아봐 진맥을 받고 갔다. 이병철 삼성그룹 창업주도 권도원 박사에게 치료를 받은 적이 있는데 목양체질이었다.

차병원에서 강남 갑부들 건강관리를 위해 만든 차움의원이란 곳이 있는데, 이곳은 8체질이 주요 운영기반이다. 10년 회원권이 1억7천만원이고, 년 회비 4백5십만원을 지불해야 이용할 수 있다. 최순실 게이트가 한창일 때 jtbc의 뉴스에 의하면 박근혜 전 대통령이 길라임이란 가명으로 차움의원을 이용했다. 박근혜, 최순실이 이 병원의 단골이었던 것이다. '차움의원'이란 키워드로 네이버 검색을 해보면 확인해볼 수 있다. 이 차움의원이 개설을 위해 8체질을 정립한 권도원 박사을 초빙해 직접 도움을 받았다.

어떤 분이 이곳 차움의원에서 8체질 감별을 받으려고 2011년 9월 28일 방문했는데 정확히 1년 후인 2012년 9월 28일 11시 예약시간을 잡아주었다. 한의원 가는 곳마다 체질이 다르게 나오니 인터넷을 뒤지다가 차움의원 소문을 듣고 찾아간 것이다. 또 한 분은 2013년 6월에 감별 예약을 하려는데 2년 후인 2015년에나 감별이 가능하다는 답을 들었다. 갈수록 차움의원을 찾는 사람이 많아지니 감당이 안 된 것이다.

여러분이 자신의 8체질을 정확히 감별받고, 8체질 원리를 잘 이해해서 8체질섭생을 실천한다면 큰 돈을 들여 차움의원 회원으로 얻는 혜택보다 더 많은 것을 얻을 수 있다.

2. 의학의 꿈인 개인별 맞춤의료를 위한 1천억 원의 이제마프로젝트

이제마의 사상체질은 모르는 이는 드물다. 사람의 체질을 태양인, 태음인, 소양인, 소음인 네 가지로 나누고, 이에 따라 약재로 질병을 다스리는 개념이다. 사람의 용모나 약재에 대한 반응으로 체질을 분류하는데, 문제는 동일한 사람을 두고 감별하는 한의원마다 다른 체질이 나온다는 것이다. 그 원인은 체질과 생김새가 반드시 일치하지 않고, 같은 약재에 대한 반응도 건강상태나 개인적 특성에 따라 다를 수 있기 때문이다.

이러한 한계를 극복하고 사상체질을 제대로 진단할 수 있다면 세계 최고 의료서비스 국가를 만들 수 있다는 원대한 비전으로 마련된 것이 이제마프로젝트이다. 2006년부터 2015년까지 10년간 1,000원을 투입한다는 계획하에 시작되었다. 그 결과 2010년까지 진행한 1차 계획에서 4,000여억 원, 2015년까지 진행된 2차 계획에 약 1조 원이 투입되어 약 1조 5천억여 원이 투여된다.

그 당시 '이제마프로젝트가 완료되면 사상의학의 최대 문제점인 '한의사마다 체질진단 제각각'인 문제가 해결된다' 라고 신문기사가 장밋빛 전망을 전했었다. 그러나 그 전망은 실현되지 못했다.

현대의학이 궁극적으로 추구하는 목표가 개인별 맞춤 의료라는 점을 고려하면, 사상체질의 정립을 통해 세계 최고 의료서비스 국가를 만들 수 있다는 비전은 사실 대단한 통찰이고, 사상체질의 진단을 과학화해서 어느 곳에서나 동일한 감별 결과를 얻을 수 있다면 실현 가능한 비전이다.

위와 같은 개인별 맞춤 의료의 개념은 100여 년 전 에디슨이 다음과 같이 언급한 바 있다 : "미래의 의사는 양약을 쓰지 않고, 환자를 볼 때 체질적인 관리와 식생활 그리고 질병의 원인과 예방에 관심을 갖게 될 것이다. (The doctor of the future will give no medicine, but will interest his patients in care of the human frame, in diet, and in the cause and prevention of disease.)"

미국의 잭 울프슨 박사는 연봉 100만 달러를 받던 심장내과 전문의였지만 그의 아버지가 50대 중반부터 신경계 질환에 시달려 미국 최고 권위의 병원들을 다 찾아다니며 아버지를 치료해봤지만 결국 죽었다. 이를 계기로 자연치유에 눈을 뜨고 통합기능 의학을 수련하게 되었다. '약은 인류의 재앙'이라는 진료철학을 가진 그는 새로운 환자를 한 시간 넘게 진료하며 모든 생활상태, 식습관을 파악하고 이에 따라 적합한 검사방법을 찾아내 호르몬, 멜라토닌 수치, 면역반응, 음식 과민반응 등을 검사한다. 이 정보들을 한데 모아 가장 적합한 맞춤형 치료법을 찾아낸다.

이 '개인별 맞춤의료'가 의학이 추구해야 할 궁극의 목표이기에 현대의학이든 한의학이든 노력해왔지만 어떤 집단이나 개인도 이를 실현시키지 못했다. 역사 이래 세계에서 그 누구도 하지 못한 일 '개인별 맞춤 의료'가 이미 우리나라에서 실현되었다면 믿겠는가? 8체질이 그 답이다. 8체질의 체질감별에 따른 섭생과 침법을 기본 프레임으로 하고 잭 울프슨 박사 방식으로 현대의학의 첨단검사기술을 보조수단으로 해서 가장 적합한 맞춤형 치료법을 적용하는 것이다.

3. 평범한 사람이 8체질로 현대의학이 하지 못한 일을 한다

필자는 2015년 8체질을 배운지 한 달 만에 심각한 가슴통증을 스스로 완치시켰다. 1월쯤 필자는 천연황토염색이 좋다는 말에 팬티바람에 황토침구류를 일주일간 덮고 잤더니 두피에 뭐가 솟고 가슴이 얹힌 듯 하며 소화도 되지 않았다. 이상을 느끼고 즉시 중단했지만 이후 증상이 점점 심해지더니 6개월쯤 지나서는 명치 오른쪽 가슴에 수시로 통증이 찾아왔다. 이거 죽을 병인가 싶어 더럭 겁도 났지만 병원 가기가 겁이 나서 대책없이 버텼다. 그러다가 8체질을 배우고, 7월경 서툰 솜씨로 스스로 치료했다. 필자는 현대의학, 한의학, 민간의술 어떤 것도 공부한 바가 없지만 8체질을 배우고 한 달 만에 이 증세를 완치시켰다. 단 한 번의 8체질 레이저 색채자극법 적용으로 바로 통증이 줄어들었고 이후 며칠 더 했더니 쉽게 완치가 되었다. 이런 류의 원인 모를 증상은 우리 주변에 흔하지만 현대의학이 답하지 못한다.

그리고 이듬해 어느 토요일 무료감별을 하는 행사에서 한 분에게 토양체질로 감별하고 정신방이라는 아주 간단한 8체질 레이저 색채자극법을 해준 적이 있었는데 다음 주 화요일 그 분이 필자에게 전화를 했다. 8체질 테이핑 요법을 적용해준 다음날 엄청난 양의 변을 보고 뱃살이 쏙 들어가고 궁둥이의 짓무른 땀띠가 모두 가셨다는 것이다. 단 하루만에 일어난 일이다. 이는 정확한 8체질 감별을 했을 때 기대할 수 있다는 것이니 독자들은 유념하기 바란다. 감별이 서툰 경우 오류가 나면 잘못된 체질섭생으로 당사자는 큰 혼란을 겪을 수 있으니 섣부른 체질확정은 삼가야 한다. 8체질을 배우고 충분한 시간을 두고 스스로 자신의 체질을 확정하는 것이 가장 바람직하다.

　조물주는 인간이라는 신비의 생명체를 창조했다. 신비의 생명현상 앞에 과학이나 현대의학은 한 방울 바닷물에 불과하다. 생물은 어느 것 하나 명확한 것이 없다. 우리가 뭔가를 이해했다고 하는 것은 겨우 한 꺼풀 벗겨낸 것일 뿐, 그 아래 훨씬 더 복잡한 것들이 도사리고 있다. 생명은 결코 간단하지 않다. 이런 복잡한 생명현상을 의사든 누구든 개입해 통제하고 다스릴 수 없다. 그저 신이 섭리한 대로 우리 몸이 스스로를 치료하도록 하는 자연치유가 대개의 답이다. 이 자연치유력을 어떻게 발동시키냐가 관건이다.

4. 8체질이 풀어야 할 숙제

8체질이 왜 우리나라 의료계, 나아가 세계 의료계의 중심이 되지 못하는가? 양심적이고 천재적인 현대의학 의사들도 결국 자연치유가 답이라고 결론을 내렸다. 그럼에도 현대의학이 유지되는 것은 정착된 사회 체제와 직업이라는 기득권의 관성 때문이다. 의료분야는 현 자본주의 체재의 한 기둥으로서 경제적 역할이 주된 것으로, 환자는 병원의 돈줄로서 기능도 크다. 환자 개인에게는 고통스런 불행이지만, 병이 병을 부르고 더 커지면서 의료계가 경제적으로 사회의 버팀목 역할을 더 잘하는 구조다.

어떻게 하면 병원에 환자를 더 몰리게 할 수 있는가? 건강검진이 최고의 수단이다. 젊은 층도 마찬가지지만, 특히 노인들에게 무차별적으로 행해지는 무료 검진은 엄청난 의료시장을 만들어내고 있다. 나이 먹으면 이런 저런 병이 생기기 마련이고 거기에 잘못 칼질을 하거나 약을 쓰면 면역력이 훼손되어 병이 병을 부르고 더 커진다. 노인들은 신체가 성장이 아닌 내리막이기 때문에 대사가 활발하지 않고 따라서 암에 걸려도 그대로 두면 5년이고 10년이고 잠복하며 그럭저럭 살아간다. 물론 방치보다는 면역력을 높여 몸이 스스로를 돌보는 자연치유가 낫다. 장부 서열상 간이 강한 장기인 태음인은 약에 대한 해독능력이 뛰어나 그럭저럭 현대의학의 치료로 효과를 보기도 하지만, 그러나 간의 해독기능이 약한 태양인은 버티지 못한다. 먹거리와 환경변화로 병원을 찾는 환자의 대부분이 태양인이라는 것이 문제다.

또 하나, 우리 사회에 엄청난 환자를 만들어내며 의료시장을 키우는 것은 건강식품이다. 건강식품은 체질에 맞는 사람에게는 강력한 보약이지만, 반대로 체질에 맞지 않으면 몸에 큰 해를 끼친다. 먹고 살기 위한 밥벌이만큼 진실에 눈감게 하는 것도 없다. 시중의 좋다고 하는 보양식품, 약재가 태양인 환자를 양산하고 있다.

환자가 깨닫고 스스로를 지키는 수밖에 없다. 사회체제라는 것이 인간이 만든 것이지만 한번 기득권이 형성되면 집단이기주의가 개인을 지배하며 통제한다. 과학이 발달하고 새로운 지식으로 더 나은 패러다임이 등장해도 사회제도적으로 형성된 기득권의 방호벽을 뚫을 수 없다. '악화가 양화를 시장에서 몰아낸다'는 그레샴 법칙이 적용된다

8체질은 가장 강력한 치료효과를 갖지만 8체질 분류에 기반해 간단한 체질별 침법과 환자 스스로 행하는 섭생으로 이루지기 때문에 제도권 의료보수 체계상 별로 수익을 낼 수가 없어 한의업계에 매력적이지 않다. 종교든 의료든 사회조직이든 프레임이 들어서 기득권이 형성되면 이후 아무리 월등한 새로운 프레임이 등장해도 비주류로 그늘에 가릴 수밖에 없다. 한의학계로서는 진료 프레임이 체질감별 기반이 아닌 고유의 한의학 치료법을 채택하기 때문에 8체질이 들어설 여지가 없다. 그럼에도 8체질을 찾는 사람들이 많기 때문에 한의원이 8체질진료를 간판에 걸지만 제대로 감별하는 한의원을 찾기가 쉽지 않고 가는 곳마다 다른 체질감별 결과가 나오기 십상이고 환자들은 어떤 한의원 말을 믿어야 할지 혼란에 빠지게 된다. 믿고 찾을 만한 8체질한의원을 찾기

힘들다.

체질을 틀리게 판별해 건강을 망치고 오랜 세월 처절한 고통을 겪은 사람이 의외로 많다. 서울법대 출신으로 오랜 기간 고시공부에 도전했지만 건강 문제로 끝내 좌절한 분의 수기를 읽었다. 그는 세브란스병원에 가서 진찰을 받았지만 위염증세일 뿐 이상이 없다는 소견을 받았다. 세브란스병원 암센터에 내시경 검사를 받았고, 서울대병원에서 당시 대통령 주치의였던 C박사에게 진찰을 받았지만 별 이상이 없고 신경성질환이라는 말만 들었다. 한방에서도 답을 찾았지만 13년간 여섯 명의 한의사를 거치고도 모두 다른 체질로 잘못 감별했다. 일곱 번째 만난 한의사에게 소양인 토양체질로 제대로 체질진단을 받고 한 달 남짓 체질침과 체질식에 충실하자 서서히 건강이 회복되었다 한다.

5. 현대의학의 한계에 직면해 자연치유에서 답을 찾으려는 의사들

▶ 유태우 박사 : 건강에 관심좀 있는 사람이라면 몸맘삶의학으로 유명한 유태우 교수를 모르는 사람이 없을 것이다. 그의 몸맘삶의학은 기존 의학에서 벗어나 인간의 몸 맘 삶에 두루 관계되는 습관, 행동 등의 개선을 통해 행복과 건강을 추구한다. 공감으로 무릎을 치게 만드는 획기적 건강법이다.

▶ 이시형 박사 : 그의 건강철학을 담은 강원도 홍천에 자리한 '힐리언스 선마을'로 유명하다. 오랜 의사생활 끝에 그가 내린 결론은 우리 몸이 스스로를 치유하는 면역력, 즉 자연 치유력이다. 그에 의하면, 우리가 몸이 아파 병원에 가도 별다른 병명이나 처방을 받지 못하고, 신체의 장기에 문제가 발생했을 때는 늦었다는 것이다. 이를 해결하는 길은 자연의학뿐이라 믿고, 강원도 홍천에 '힐리언스 선마을'을 세웠다. 이곳에서 환자들은 자연적인 방법으로 면역력과 자연치유력을 높여 병을 치유하는 것이다.

▶ 김현정 정형외과 전문의 : '의사는 수술받지 않는다'는 저서를 통해 의료계의 맨얼굴을 드러낸다. 의사는 정작 자신이 몸이 아플 때는 그들이 환자들에게 펼치는 의술과 다른 선택을 한다는 것이다. 그들은 검사도 덜 받고, 수술도 덜 받고, 몸을 사린다. 현대의학의 약과 수술이 답이 아니라는 의미다.

▶ 이경미 가정의학과 전문의 : 그는 약 처방 중심의 현대의학이 가진 한계를 통감하고 대체의학을 비롯한 통합의학을 따로 공부했다. 건강검진을 비롯한 현대의학의 시스템으로는 만연한 각종 만성질환을 치료하고 예방할 수 없으니 생활습관이나 식사 패턴을 돌아봐야 한다고 주장한다.

위의 네 분들 모두 현대의학의 영역에서 최고의 역량을 가졌고 존경받는 의사들이다. 이에 비해 필자는 의학을 공부한 사람도 아니고, 자질로 견줘봐도 평범한 사람이다. 그러나 8체질은 필자처럼 평범한 사람도 현대의학의 시각으로 봤을 때 기적 같은 치유를 가능하게 한다.

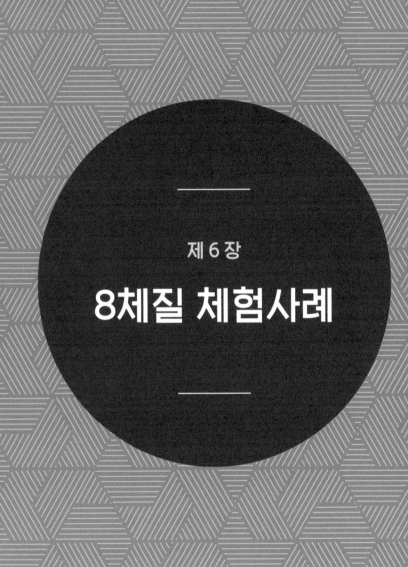

제 6 장

8체질 체험사례

8체질은 사상체질처럼 모호한 추상적 개념이 아닙니다. 생생한 체험 사례들을 아래 모았다.

사례 1 : 우리집은 태양인 가족입니다

우리집은 태양인 가족입니다. 저는 태양인 금양체질입니다. 10대 시절부터 30대가 되기까지 돼지고기와 닭고기를 3일에 2번은 먹었던 것 같습니다. 소화에 문제가 없으니 무얼 먹어도 탈이 잘 나지 않고 겉으론 멀쩡했기 때문에 속이 냉해지고 몸 곳곳이 망가지는 것도 몰랐습니다. 같은 태양인 금음체질인 아내도 마찬가지입니다.

수 년 전 아내는 소양인 토양체질로 잘못 진단을 받았고 수족냉증도 있었습니다. 건강을 되찾으려고 그 동안 시간과 돈을 써가며 했던 노력들이 얼마나 건강에 해가 되고 어리석었는지 8체질을 알고 나니 깨달았습니다. 그 동안 했던 방법들이 오히려 피부질환을 악화시키고 건강을 망치는 것이었습니다.

저는 내이에 발생하는 질환으로 인해 난청, 현기증, 이명 등을 겪고 있는 메니에르병 환자이고, 아내는 화폐성습진과 다발성 두드러기로 고통받고, 아들은 아토피 체질입니다. 아내는 서울에서 피부 분야 최고의 병원에 다녔고, 피부질환과 건강 문제 때문에 여러 병원과 한의원, 피부관리샵 등을 찾아 다녔지만 도대체 나아지지가 않았습니다.

피부병을 전문으로 하는 유명한 한의원에 비싼 돈 갖다 바치며 그곳에서 시키는 대로 열심히 운동하고 한약 먹어가며 7개월 이상 다녔지만 얼굴은 더 엉망이 되어 얼굴을 들고 바깥나들이하기가 두려울 정도였습니다.

자포자기 하려는 순간 8체질을 알게 되었고, 여러 체험담을 접하며 체질에 상관없는 일반적인 정보만으로도 아내의 피부병이 조금 호전되었습니다. 그리고 드디어 체질진단을 통해 제대로 체질감별을 받았습니다. 저와 고교생 아들은 태양인 금양체질, 아내와 초등생 딸은 태양인 금음체질이었습니다.

8체질에 따른 섭생을 한 지 겨우 10일이 지났을 뿐인데, 아내는 마스크 없이 외출이 가능해졌습니다. 8체질 덕분에 이제 집안에 건강과 웃음이 찾아오고, 체질에 따른 성격적 특성을 이해함으로써 서로 마음을 헤아려줄 수 있게 되었습니다.

사례 2 : 기적 같은 자연치유를 경험했습니다 (태음인 목양체질)

필자는 세계8체질자연치유협회의 조연호 회장님에게 8체질을 배웠다. 아래 체험담은 미국 버지니아 주에 거주하는 교포가 조 회장님이 보내준 자료를 보고 자신의 체질을 목양으로 판단해 체질식만으로 스스로 치유하고 보낸 감사의 편지 내용이다.

＊ ＊ ＊

보내주신 책 받고 바로 답례 편지와 책값을 보내드려야 사람이 지켜야 할 지당한 도리인 줄 알면서도 이제서야 편지를 드리게 됐습니다. 원장님, 죄송합니다. 아울러 사죄도 드립니다.

책 받고 그 뒤로도 쭉 병석에 있다 최근에 기적 같은 치유 경험을 했습니다. 그토록 (20여년) 괴롭혔던 불면증 현기증 가슴 두근거림, 악성치질이 거짓말처럼 싹 없어졌습니다. 와, 요즈음 진짜 살맛 납니다. 원장님께 감사의 큰 절 올립니다.

원장님 책에서 얻은 체질 치유의 원리는 의외로 간단했습니다. 저는 증상이나 (본태성고혈압) 가족병력(간질환)으로 볼 때 목양인이 확실하였습니다.

책에서 "목양인에게는 푸른 잎 채소는 독이다"는 어구를 보는 순간 온몸에 전율이 느껴지는 신비한 체험을 했습니다. 그리고 내 마음에서 병의 원인을 드디어 찾았다는 확신이 들었습니다.

그 다음 날 아침부터 김치는 물론 푸른 잎 채소는 일절 입에 대지 않았습니다. 제가 유독 쌈을 좋아하고 또 일부러 많이 먹으려 했습니다. 왜냐하면 상추에 수면제 성분이 들어 있다고 해서 불면증에 도움이 될까 해서 많이 먹었는데 그게 오히려 병을 악화시키는 큰 원인이었던 것 같습니다. 그리고 책에서 있는 대로 쇠고기를 자주 먹었습니다. 다행히 여기는 대형 마트에서 날짜가 조금 지난 쇠고기는 상당히 쌉니다. 맥도날드 두 개 가격이면 우리 4인 가족이 배불리 먹고도 남으니까요.

그 간단한 것을 모르고 이제까지 고생한 걸 생각하면 원통하기도 하지만 지금이라도 건강의 원리를 알았으니 참으로 감사할 따름입니다. 전화에서 말씀드렸지만, 제 일생 최고의 행운은 원장님을 통해 인터넷에서 8체질을 만난 사건이 될 것 같습니다. 모두 원장님 덕분입니다.

저도 원장님처럼 남은 인생은 질병으로 고통에 시달리는 사람들에게 위대한 8체질 건강법을 전파하는 데 일조하겠습니다. 그 준비 과정으로 우선 준의료인이 되기 위해 1년 과정의 치료맛사지 학교에 다니고 있습니다. 라이센스를 취득하면 조그마한 스튜디오를 차려 맛사지 치료와 8체질 치료를 겸하려는 계획을 가지고 있습니다. 원장님께 문의 드리고 배워야 할 의료지식이 많을 것 같네요. 많은 충고와 조언을 기대하겠습니다.

다시 한 번 죄송하다는 말씀과 함께 상황버섯 속에 약소하나마 책 값 동봉합니다. 그럼 오늘은 이만 맺습니다. 안녕히 계십시오.

미국에서 신○○ 드림. 11. 8. 2011

사례 3 : 8체질이 내 목숨을 구했습니다 (태양인 금양체질)

A씨는 1987년도에 졸업하면서 한국쉘이란 영국계 다국적기업에 합격했지만 신체검사에서 B형 간염 때문에 합격이 취소되었다. 다시 한국3M이란 미국계 다국적기업에 합격했지만 신체검사가 고민이었다. 사회생활을 포기할 수 없었기에 후배에게 대신 신체검사를 부탁해 입사를 하게 되었다. 이후 9개 나라의 17개 회사에서 재무전문가로 근무했지만 자유롭지 못한 마음과 건강으로 늘 무거운 짐을 지고 살았다.

A씨의 아버지는 술을 즐긴 탓에 간장병으로 30대 초반에 돌아가셨다. 이후 어머니는 귀한 아들의 몸보신을 위해 비싼 인삼, 닭, 대추를 고아 먹이고, 호박에 꿀을 재워 먹이는 등 아들에게 온갖 정성을 들였다. 체질에 대해 아는 바가 없으니 태양인에 가장 나쁜 선택을 한 거다. 결혼 후 A씨는 몸을 챙기느라 고기, 사과도 많이 먹고, 이런 저런 음식을 챙겨먹었지만, 지나고 생각하니 다 잘못된 선택이었다. 태양인체질 사람들이 몰라서 이렇게 살다가 병들어 죽는 것이다.

A씨가 30대 때 머리를 감으면 머리가 한 움큼씩 빠지길래 '이거 죽으려고 하나' 싶어 더럭 겁도 났다. 30대 초반에는 삼성강북병원에서 간경화 초기 증세가 있다는 소견이 나왔다. 39세 때 푸르덴셜 생명보험을 들려고 피검사를 했는데 보험가입을 거절 당했다. 40대에는 치아가 문제가 되었다. 잇몸이 부실해 치아가 많이 빠졌다. 몸이 안 좋을 때는

대변을 보고 나면 변기에 피가 고였다. 7세 때 아버지가 돌아가셨으니 아버지의 나쁜 유전자를 받아 그런 것이려니 하고 언제 죽을지 모른다는 각오를 하고 살았다.

이렇게 건강이 내리막을 걷다가 8체질을 접하게 되었고, 이 때부터 8체질 태양인 섭생법을 실천하게 되었다. 2013년 카톨릭 서울대교구의 순회 감사직을 수행하기 위해 백병원에서 신체검사를 했는데 평생 앓았던 간염완치 판정을 받았다. 그 순간 기적이라 느꼈다.

A씨는 20대 후반에 금니를 했는데 이후 50대가 되기까지 깊이 잠들지 못했다. 누워서 잠은 자지만 주변의 모든 소리가 귀에 들릴 만큼 잠이 얕았다. 그러다가 54세이던 2016년 하반기에 임플란트를 위해 금니를 빼내고 나서 비로소 깊이 잘 수 있게 되었다. 잠들면 주위에 인기척을 느끼지 못하고 깊이 잔다는 것이 신기했다. 수면이 깊어지니 당연히 얼굴이 살아났다. 애초에 금니를 하지 않았더라면 하는 아쉬움은 있다.

태양인(금양체질, 금음체질)이 직면하는 가장 심각한 문제는 현대의학의 약과 수술, 치료법을 견디지 못하고 거의가 면역력 저하로 병이 악화되는 악순환으로 불행한 결과를 초래한다. 태양인은 8체질을 만나지 못하면 죽을 때까지 약과 병원을 벗어나지 못한다. A씨도 8체질을 알고 태양인임을 안 덕분에 살아난 것이다.

사례 4 : 태양인 가족 건강이 달라졌어요

8체질을 접하고 생활습관에 크고 작은 변화가 많았습니다. 태양인에 효과가 좋다는 비타민C도 꾸준히 섭취하고 있습니다. 남편은 곰발바닥 같던 발바닥이 보들보들하게 변했고, 손바닥껍질이 자주 벗겨져 악수할 때 손내밀기가 민망했는데 이제 해결되었습니다.

딸은 아침에 깨었다는 신호가 줄기차게 하는 재채기인데 신기하게도 그것이 없어졌고, 아침에 일어나면 몸이 가렵고 한겨울이라도 샤워 후면 어김없이 십수 년을 두드러기같은 것이 솟고 가렵던 것이 사라졌습니다. 늘 달고 살던 두통도 사라졌습니다. 뚱뚱했던 딸은 3개월 못되어 10kg를 걷기와 8체질 섭생으로 감량했습니다.

사례 5 : 8체질섭생으로 자연치유

수년 동안 원인 모를 가슴 사이 통증으로 시달렸습니다. 누르면 조금 아프고 기침하면 통증이 왔습니다. 금양체질로 감별받고 체질식 두 달했는데 이런 증상이 사라졌습니다.

사례 6 : 5년간의 아토피 전쟁 (태음인 목양체질)

B씨는 현재 사십대 중반인데, 지난 5년간 아토피로 전쟁을 치러야 했다. 아토피로 인해 온몸이 벌겋게 붓고 갈라지며 진물이 흘렀고, 진물이 마르기를 기다리며 보낸 1년은 그야말로 죽지 못해 사는 심정이었다. 이렇게 증상이 악화된 원인은 스테로이드인 듯 하다. 병원, 한의원 안 가본 데가 없고, 치료란 치료는 죄다 해보다시피 했다. 생로병사에 아토피 치료사례로 나온 S병원의 치료를 받았지만 소용이 없었다. 밖으로 나가지 못하고 3년을 집에서 숨어 지냈다.

아토피 치유를 위해 일반적으로 채식, 좋은 공기, 침구류 청결, 유제품 삼가, 보습 등을 거론한다. 공기 좋은 강원도, 캐나다에도 머물러봤고, 한 달에 80만원짜리 한약을 1년 넘게 먹었지만 소용없었다.

강남의 유명 8체질 한의원에서 금양체질로 판정받고 채식위주의 섭생을 했는데, 채식을 실천하기가 너무 힘들었다. 마침 비타민C를 하루 6~12봉지 먹고 차도가 있는 듯 해서 채식의 효과로 생각하고 채식에 더 매달렸다.

그러던 중 목양체질로 밝혀졌다. 그 동안 쏟은 노력을 생각하면 황당한 결과였다. 강남 유명 한의원에서 받았던 체질침의 부작용으로 고생한 것도 이런 연유였다. 목양체질이었기에 본능적으로 목양 체질음식에 끌렸을 텐데 그것을 참고 금양체질을 위한 채식을 하려니 그리 힘들었을 것이다.

목양체질에 맞춰 체질식을 시작하면서 피부가 급속히 좋아졌다. 고기만 먹고도 몸이 필요로 하는 비타민을 충족하는 체질이어서인지 그동안 즐겼던 과일은 입에도 대지 않았다. 그 동안 즐겼던 배추김치, 각종 나물 등 푸른 채소를 끊고, 생선류, 조개도 멀리하는 대신 뿌리채소, 소고기 반찬이나 국, 우유, 치즈, 빵으로 바꿨다. 태음인(목양, 목음체질)에 좋은 견과류는 먹으면 가려워서 멀리한다. 체질에 적합한 식품이라도 이렇게 개인적 특성에 따라 몸의 반응이 다를 수 있음을 유념해야 한다.

손가락, 발가락에 마지막으로 남았던 아토피는 옻을 먹고 모두 없어졌다. 그는 이제는 음식을 먹어보고 몸이 좋아지거나 나빠지는 반응을 여러 번 살피면서 식생활을 하고 있다.

사례 7 : 저질 체력으로 괴롭습니다

▶ 질문 : 가을부터 겨울까지 비염과 축농증을 달고 삽니다. 미칠노릇이지요. 약, 코 세척, 한의원, 이비인후과를 10여년 오가며 느낀 점은 그냥 몸 따뜻하게 그리고 보충제 잘 챙겨먹는 게 젤 나았습니다. 코세척도 그때뿐. 지금도 축농증으로 입 벌리고 자서 밤새 메마른 탓인지 혓바닥이 다 갈라졌습니다. 비염, 축농증… 어떻게 하면 고칠 수 있나요? 작두콩, 수세미 다 먹어봤습니다. 지금 상온에 있는 정수물 원샷하면 감기걸립니다. 저질 체질. 코, 기관지쪽 약합니다. 위가 약해서 밀

가루만 먹어도 체하는 체질이었는데 지금은 많이 나았습니다. 손발이 찹니다. 자궁이찹니다. 만성피로입니다. 열체질의 음식을 주로 먹어야 그나마 힘이 납니다. 이런 걸로 봐서 제가 소음인이라고 스스로 판단했습니다.

▶ **필자 코멘트** : 스스로 소음인으로 판단한 이분처럼 비슷한 증상을 겪은 사람이 아주 많습니다. 실제 감별을 해보면 이런 유형의 사람은 대부분 태양인(금양체질, 금음체질)으로 판별되고, 특히 비/위가 약한 금음체질이 많습니다. 병의 양상은 다르지만 원인을 알 수 없고 해결책도 없는 증상으로 고통받는 사람은 대부분 태양인입니다. 급격한 산업화로 환경오염, 활동부족, 자연밥상이 아닌 가공식품/유식 위주로 식생활이 무너진 탓입니다.

건강은 아날로그가 아닌 디지털입니다. 힘들여 스스로 노력해야지 매직이 통하지 않습니다. 8체질 섭생, 충분한 신체활동, 규칙적인 수면, 스트레스 관리 등이 기본입니다. 유익한 먹거리를 찾는 노력보다 해가 되는 것을 피하는 것이 더 중요합니다. 아무리 좋은 거를 먹어도 몸은 조금 반응하지만 해가 되는 음식은 당장에 증세를 악화시키고 그 데미지가 오래 지속됩니다. 나쁜 생활습관으로 서서히 건강이 나빠진 것처럼 회복에도 오랜 시간이 걸립니다. 스스로 참고 이겨내지 않고 뭔가 기발한 방법을 찾으면 결국 무너집니다.

어떤 방법으로도 답을 찾지 못할 때 8체질이 답입니다.

사례 8 : 체질음식으로 위암을 극복한 여성

위암 말기 진단을 받고 절망하던 한 여성이 기차 안에서 찹쌀떡을 몇 개를 사먹었다. 그 맛이 너무 좋아 집에 와서도 매일 찹쌀떡을 먹었는데, 두 달쯤 지났을 때 몸이 가벼운 느낌이 들어 병원에 갔더니 그 사이에 암세포가 줄어들었다. 이후 계속 먹으며 위암을 극복했다.

위장에 탈이 난 소음인에게 찹쌀로 죽을 끓여 먹여도 금방 차도를 보인다. 찹쌀은 한방에서 열성으로 분류한다. 그러니 비위가 약하고 냉한 소음인에게 찹쌀이 기가 막힌 명약이 될 수 있다. 반대로, 열성 체질인 태양인, 소양인은 과하게 섭취하면 소화장애를 일으킬 수도 있다.

히포크라테스는 '음식으로 치료할 수 없는 병은 약으로도 못 고친다' 했고, 허준(동의보감)은 '약보다 음식으로 몸을 보함이 낫다'고 했다.

사례 9 : 부부가 국수도 다르게 먹는다

어느 기사를 보니 가수 최백호는 심한 편두통, 복통, 가슴통증에 시달렸고, 그의 아내는 심한 비염을 앓았다 한다. 8체질 진단 결과 최백호는 금음체질, 그의 아내는 목양체질로 진단되었다. 이에 따라 체질치료를 받고 이후 그의 아내는 좋아하던 생선이 체질에 안 맞는 것을 알고 멀리했고, 둘 다 체질식의 통해 건강을 되찾았다. 국수를 요리할 때도 최백호는 쌀국수와 멸치 국물로, 아내는 밀가루국수와 육수로 체질에 맞춘다.

사례 10 : 8체질 침법 사례

조연호 블로그에서 눈에 띄는 사례가 있어 아래에 정리한다. 30대 주부가 배탈로 한의원을 찾았다. 진찰결과 급성위염이었다. 환자는 3년 동안 디스크도 앓고 있었다. 그 한의사는 그 당시 8체질 침법이 아닌 오행침을 사용하고 있었다. 급성위염을 치료하기 위해 비장을 보했다. 효과가 있느냐 물었더니 위염에 대한 얘기는 하지 않고 위염치료와 전혀 상관이 없는 디스크 통증이 감소되었다며 좋아했다. 예기치 않는 결과를 그 한의사도 이해하지 못했다. 오행침에서는 디스크 치료를 위해 비장 경락이 아닌 다른 경락에 침을 놓는다. 그 환자의 요구로 10회를 같은 식으로 치료했더니 완치는 아니지만 큰 효과가 있었다.

이후 다른 디스크 환자에게도 적용해봤는데 효과가 없거나 오히려 나빠지기도 했다. 그 한의사는 8체질침법을 공부하고 나서야 이유를 깨달았다. 비장 경락을 보해서 치료효과가 있었던 주부는 소음인 수음 체질이라 약한 비장을 보하자 장부의 불균형이 완화되어 디스크증세가 호전된 것이다.

완벽한 치료를 위해서는 수음체질의 경우 가장 약한 장기인 비장에 대응되는 비장 경락을 보하고, 가장 강한 장기인 신장에 대응되는 신장 경락을 사하고, 자율신경에 대응되는 심포 경락의 오수혈을 보사해야 한다. 이것이 차례대로 기본방, 장계염증부방, 정신방인데, 이를 한 세트로 적용하는 것을 디스크방이라 한다.

이 세가지 침법은 개별적으로 한 가지를 적용해도 효과가 크다. 장계염증부방은 간염에 대한 치료효과가 상상도 못할 정도로 빠르고 탁월하다(필자 코멘트 : 8체질 기본 교육을 거치고 정확한 체질감별만 되면 누구라도 자신에 대해 쉽게 적용 가능하다. 타인에 대한 침치료는 불법이지만 스스로에 대해서는 치료 가능하다).

이 8체질 침법에서 원리는 명료하다. 먼저 체질감별로 오장육부의 강약 서열을 파악하고, 그 체질에서 강한 장기의 기운을 사하고 약한 장기의 기운을 보해서 오장육부의 불균형 상태를 완화하면 면역력이 강화되어 우리 몸 스스로 치유하는 것이다.

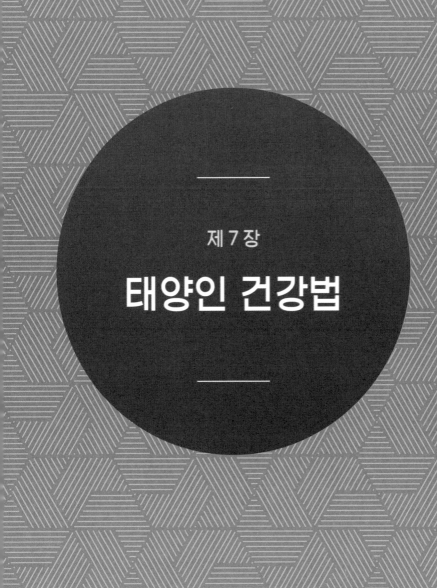

제 7 장

태양인 건강법

몸이 안 좋아 병원 갔는데 검사 해보고 '아무 이상 없다' '신경성이다' 라는 의사의 말은 '지금처럼 살면서 병 더 키워서 와라'는 의미다. 검사로 병이 드러날 때쯤이면 이미 약과 평생 함께 하게 된다. 생활습관을 바꿔야 한다.

1. 태양인 건강 패러독스

북한 김정은은 인체의 화학공장인 간 그리고 노폐물 배출을 담당하는 신장이 약한 태양인 금양체질이다. 이 체질은 육고기, 기름진 음식, 가공식품에 취약하고 대부분의 영약이 독으로 작용한다. 소박한 음식으로 건강을 누릴 수 있는 체질이다. 산업화 이전 농경사회 단촐한 식단에서는 건강을 누렸으나 산업화로 식단이 풍요로워지며 이 체질에 문제가 생겼다. 난치병에 걸렸다 하면 이 체질이다.

그는 폐, 위장 순서로 강해 식욕이 넘친다. 원하는 것은 실컷 먹었을 테고 약한 간, 신장에 과부하가 걸려 치료가 필요했을 것이다.

▶ 태양인패러독스 : 치료를 위해서는 간과 신장에 가해지는 과부하를 줄이기 위해 꾸준한 운동과 소박한 식단이 태양인의 중요한 처방이다. 그런데도 식욕이 넘치니 풍족한 식단과 운동부족은 그대로였을 거다. 태양인은 의욕과 열정이 넘치기 때문에 강력한 치료를 원한다. 무소불위의 독재자이니 주위에서도 온갖 영약과 첨단의료를 동원했을 것

이다. 간 해독 능력이 약해 약물에 취약한 태양인이 조그만 증세를 강력히게 잡으려다 악화되기를 반복하는 악순환이 태양인 건강패러독스다. 김정은이 이 함정에 빠졌다. 그를 살릴 수 있는 것은 영약도 현대의학도 아닌 8체질뿐이다. 세계 초일류 첨단의학의 본산 미국에서 태양인체질 스티브 잡스 치료에 실패한 것도 같은 맥락이다. 스티브 잡스는 답즙분비가 약해 지방흡수가 안 되니 마른 경우다.

우리나라 인구의 절반은 태양인(금양체질 및 금음체질 : 금음체질은 위장 약해 식욕 강하지 않음)이다. 그들의 건강을 위해 이 책이 출판되었다.

현대사회의 가공식품, 육식, 스트레스는 필연적으로 태양인에게 건강문제를 야기하게 마련이다. 이에 태양인은 상황을 관망하고 유예하기보다 건강문제를 해결하기 위해 의욕적으로 강렬히 대응한다. 건강식품을 찾고, 더 강한 약과 병원치료를 모색한다. 문제는 태양인은 대부분의 건강식품이 오히려 건강에 해롭다. 간이 약한 태양인에게 약은 큰 부담을 초래하고, 수술도 마찬가지다. 건강문제를 해결하려고 의욕적으로 나설수록 건강을 해치는 악순환에 빠진다. 태양인 건강 패러독스다.

체질을 무시하고 부모님 건강식품을 챙겨드리다 불효하는 일이 없도록 살펴봐야 한다.

2. 태양인은 과유불급을 명심해야 한다

항아리에 물을 아무리 많이 부어도 항아리 중간에 구멍이 나면 그 이상으로 물이 채워지지 않고 흘러버리는 것처럼, 아무리 좋은 식품으로 다른 장기에 영양을 공급해도 간이 힘들면 그 간의 상태 이상으로 힘이 채워지지 않는다. 따라서 태양인에게 중요한 것은, 체질에 적합한 식품으로 소화에 부담을 덜고 노폐물 감소를 위해 소식해야 한다.

▶ 리비히 최소량 법칙 : 식물의 성장을 좌우하는 것은 항상 넘치는 요소가 아니라 가장 모자라는 요소이다.

필자는 건강이 좋지 않는 태양인에게 오가피를 주전자에 끓여 차처럼 마셔보라 권하곤 한다. 그런데 오가피를 마신 어떤 분이 '오가피를 마시면 배가 불편한 거 같아요'라고 했다. 혹시 진하게 다려 마신 거 아니냐 했더니 그랬다 한다. 태양인에게 과유불급만큼 적절한 말도 없다. 모든 것은 간에서 대사를 거쳐야 하는 노동이기 때문에 너무 진하면 오가피가 주는 유익함을 상당부분 상쇄시킨다.

3. 결핍 영양소 보충은 답이 아니다

건강검진을 통해 무슨 무슨 영양소가 부족하다 하면 그 영양소를 보충하기 위해 건강식품을 섭취한다. 그러나 특정 영양소 부족은 병의 원인이 아니라 결과이다. 파도가 들이치는 해변가에 아무리 모래를 쏟아부어도 지형적 원인으로 모래는 바다에 휩쓸려 없어진다. 파도가 들어오는 길목에 방파제가 필요한 것이다.

마찬가지로 특정 영양소가 결핍되면 그 양양소를 보충하는 식은 답이 아니다. 8체질 섭생을 통해 장부불균형이 완화되고 면역력이 회복되면 영양소 결핍 문제는 저절로 해소된다. 외부에서 강제적으로 결핍 영양소를 주입하게 되면 간에 부담만 가중된다.

4. 건강에는 매직이 없다

잭 올프슨 박사의 인터뷰를 인용하면 다음과 같다. 그에게 한국 출신 할머니 환자가 찾아왔다. 이유없이 아프다고 했다. 몇 시에 자느냐 물었더니 새벽 2시쯤 잔다고 했다. 그 시간까지 뭘 하느냐고 물었더니 휴대폰 보고 TV 본다고 했다. 그가 내린 처방은 '해 지면 자고 해 뜨면 일어나라'는 것이었다. 너무 당연한 말이지만 할머니는 한번도 그렇게 수면시간을 지키지 못했다고 했다. 햇빛을 쬐지 않으면 꽃이나 나무는 죽는다. 사람도 같다. 비타민D 수치가 높을수록 어떤 질병에 걸릴 위험이 낮아지는데, 비타민D는 태양을 쬐면 몸이 만들어낸다. 약으로 먹는 것이 아니다.

영국 과학잡지 New Scientist는 2006년 8월호에서 "비타민제는 실험실 안에선 강력한 항산화 작용을 하지만 사람 몸 안에 들어가면 오히려 건강을 해치기도 한다"고 보도 했다. 음식 속 천연 비타민과 달리 인공 제조된 비타민 보충제가 오히려 병을 부른다는 것이다.

몸에 필요없는 것들은 중단하고 몸이 원하는 것을 주면 된다. 몸이 자연적으로 치유하도록 하는 것이 답이다. 지극히 단순한 원리다.

5. 태양인과 냉수욕

건강이 좋지 않는 사람들은 공통적으로 냉증이 있다. 암세포를 물리치는 백혈구는 몸이 냉하면 맥을 추지 못한다. 중년이 되면 냉증이 흔하고 이것이 오래되면 병이 깊어진다. 건강의 지표는 냉증 여부이다. 보일러의 불꽃이 잘 타면서 방바닥 보일러관에 온수가 잘 돌아야 방이 따뜻하듯이, 우리 세포가 활성화되어 에너지를 잘 태워야 신체의 말단까지 혈액이 잘 순환된다.

'냉증을 몰아내려면 어떻게 해야 하나'라는 질문은 '건강하려면 어떻게 해야 하나'와 같은 질문이다. 건강을 위해서는 8체질섭생, 운동이 기본이다. 냉증을 몰아내려면 태양인에게는 냉수샤워가 최고이다. 차가운 물이 피부를 자극하면 이에 대응해 몸은 열기를 내뿜는다. 냉수욕으로 몸에 온기가 도는 메커니즘이다.

태양인 및 소음인은 교감신경긴장체질인데, 겉 열이 속 열보다 높다. 따라서 냉수가 피부의 모공을 닫도록 냉수로 샤워를 하는 것이 좋다. 이에 비해 태음인 및 소양인은 피부의 모공이 열리도록 온수욕을 한다. 시중에 원적외선 치료기가 널리 보급되었는데 냉수, 온수의 작용처럼 태양인 및 소음인에게 해롭고, 태음인 및 소양인에게는 이롭다. 원적외선 방출이 높은 천연황토염색은 태음인, 소양인에게는 치료효과가 높지만 태양인 소음인은 건강을 해친다.

건강이 안 좋아 냉증이 심한 상태가 아니라면 대부분 태양인, 소음인은 본능적으로 사우나를 싫어하는데, 땀을 빼고 나면 상쾌하기 보다 노곤해진다. 반대로 냉수샤워를 할 때는 춥지만 하고 나면 상쾌하고 활력이 넘치며, 횟수가 늘어갈수록 서서히 몸에 온기가 돌기 시작하면서 냉증이 치료된다.

소음인은 대사가 약한 편이라 냉수샤워를 하면 몸이 부담스러웠는지 냉수욕으로 효과를 봤다는 체험담은 전부 태양인이 쓴 것이다. 차가운 물이 신체를 자극할 때 우리 몸은 이에 대응하는 메커니즘이 작동한다. 차가운 물에서 자란 현미가 엄청난 열을 품고 있듯이, 차가운 물의 자극이 부신 기능을 높여 부신에서 호르몬 분비를 촉진함으로써 기력 회복, 피부염증 완화 등 많은 장점이 있다.

필자는 어릴 적 냇가에서 자연스레 수영하며 컸는데, 도시생활을 하면서 찬물이 몸에 닿는 것조차 감당하지 못하게 되었다. 건강이 나빠져 추위를 심하게 타고, 사무실에서도 손이 트고, 특히 발에 냉증이 심해

계절에 상관없이 사무실 책상 밑에 조그만 난로를 뒀다. 옷을 두툼하게 입고 양말을 겹쳐 신어도 발이 시린 것은 여전했다. 그러다가 냉수마찰을 하게 되었다. 샤워기를 틀고 샤워기를 대며 전신을 문질러준다.

온실 속의 화초는 곱게 자란 연약한 사람에 대한 비유로 사용하기도 하는데, 산야에서 눈비 비바람을 겪어내는 야생의 질긴 생명력에 대비된다. 물을 가하는 것은 몸에 엄청난 스트레스인데, 이에 대응하느라 인체는 에너지 소모를 극대화하고, 따라서 목욕 후 대사가 떨어져 일시적으로 저체온이 될 수 있으니 춥지 않더라도 몸을 보온하여 충분히 체온을 회복하는 것이 아주 중요하다. 한겨울이라면 체온손실과 몸의 회복력이 한쪽으로 기울지 않도록 몸이 감당할 수 있는 방식이어야 한다. 그러나 냉수욕에 익숙해지면 몸에 온기가 돌면서 냉증이 사라진다. 냉수욕을 한 직후에도 두꺼운 옷으로 보온을 하지 않아도 몸에 열기를 느낄 수 있다.

혈자리는 슬쩍 문지르기만 해도 반응하는데, 냉수마찰로 전신을 문지르면 혈자리가 자극되는 효과가 높다. 냉수냐 온수냐의 차이만 있지 목욕은 어느 체질이나 좋다는 의미이다. 체질에 맞는 냉수마찰은 피부에 좋고, 냉증을 몰아내 몸에 따뜻한 온기가 돌면서 건강을 누릴 수 있게 한다.

건강이 극도로 악화된 상태라면 냉수욕 시간을 줄이고, 처음부터 아주 차가운 물이 힘들다면 마지막은 찬물로 헹구어 땀구멍을 막아준다(온수로 모공을 열어줘야 하는 목체질, 토체질과는 반대다). 헤어드라이기를 쓸 때도 가능하면 찬바람으로 말리는 것이 좋다.

태양인체질로서 냉수마찰을 하고 건강이 호전되었다는 사람들은 일일이 열거하기 힘들 만큼 많다 :

1) 한여름에도 오리털 이불을 덥고 잤어요. 찬물은 언감생심이라 뜨거운 물로만 목욕을 했는데, 꾸준히 냉수마찰을 했더니 몸이 따뜻해져 오리털 이불을 치우고 이제는 얇은 이불로 배만 덥고 자고 있어요.
2) 늘 온수샤워를 하고, 한여름 계곡에 가도 발도 못 담궜는데 냉수샤워를 며칠 했더니 힘이 솟고 몸에 온기가 돌아요.
3) 냉방병으로 피부가 차가워 팔에 살이 닿으면 상대가 시원하다고 말할 정도였는데 냉수욕으로 팔이 따뜻해졌어요
4) 여태 소음인으로 알았는데 태양인 금음체질이라 해서 놀랐어요. 냉수욕이 좋다고 해서 오늘 처음 시도했는데… 세상에 발끝에 온기가 느껴지는 거 있죠. 제 생각에 찬물이 닿았으니 발이 차가워야 하는데 말이죠. 그리고 코감기까지는 아니고 훌쩍거리는 정도였는데 그 것도 없어졌어요. 오늘 진짜 신기한 경험했네요.

물론, 냉수마찰 한 가지로 모든 건강문제가 해결된다는 의미는 아니다. 11월 중순인 필자는 요즘도 냉수마찰을 하고 나면 상쾌하고 온을 입기 전에도 몸에도 온기가 돌며 추위가 가신다. 찬물이 피부에 닿으면 몸은 찬물이라는 외부 자극에 대응해 열을 만들고 혈액을 통해 순환시키려는 발열메커니즘이 작용하기 때문에, 찬물샤워 중 온기가 생성

되어 몸이 열을 내면서 오히려 추위를 덜 느낀다. 특히 컨디션이 안 좋아 상체에 열기가 돈다는 느낌이 들 때 냉수마찰을 하고 나면 개운해지며 활력이 생긴다.

냉수마찰은 따로 준비없이 어느 때라도 할 수 있다. 그러나 기온이 낮은 계절에는 추위로 망설여지기 때문에 운동 등 신체활동을 통해 대사가 촉진된 후에 간단히 냉수욕을 하는 것이 좋다. 신체활동을 통해 대사가 촉진된 후에 냉수욕을 하는 것이 찬물이라는 외부 자극에 대응해 인체의 발열 메커니즘을 극대화할 수 있다.

날씨가 쌀쌀해지면, 냉수욕을 하기 전에 맨손으로(손이 닿지 않는 등은 타월로 하면 편리하다) 전신을 마사지해서 경락 혈자리를 자극하고 혈액순환을 촉진해 체온을 올리는 것도 좋은 준비방법이다. 특히 발마사지의 강도를 높인다.

냉수욕을 하기 전에, '추위가 좋다' '상쾌하다' '냉증이 만병의 원인인데 냉수욕으로 몸에 온기가 돈다' 라고 생각하는 습관을 들이면 몸도 긍정적으로 훈훈하게 반응한다.

수영장 수질

지난 8/9일 경기도 여주 소재 야외수영장에서 기계의 오작동으로 인해 소독약이 과다 유입되는 사고가 발생해 어린이 61명이 병원치료를 받았다. 수영장의 물을 소독하기 위해 염소를 사용하는데 이 염소는 피부를 자극하고 호흡기에도 좋지 않다. 대부분의 수영장이 저렴하고 취급이 용이한 락스를 투입하기도 한다. 선진국에서는 식용소금+물+전기분해장치를 이용해 친환경적이고 살균력이 뛰어난 차아염소산수를 발생시키는 해수풀시스템을 이용한다. 이 차아염소산수 역시 소독약 냄새를 발생할 수 있다. 집에서 하는 간단한 냉수마찰이 더 낫지 않을까 싶다.

6. 태양인 치아관리

치아관리는 어떻게 하나요? 치과의사는 올바른 양치질을 강조한다. 40점짜리 답이다.

중장년 태양인의 공통점은 잇몸, 치아가 부실해 힘들어한다는 점이다. 금니를 하면 면역력 저하로 몸이 부실해져 잠이 깊지 않아 주변 소란에 쉽게 깬다.

태양인 치아 손상의 가장 큰 원인은?

간은 우리가 섭취하는 모든 음식물의 대사에 관여한다. 간을 인체의 화학공장이라고 하는데, 태양인은 간이 약해 음식물 대사 과정에서 발생하는 노폐물 처리가 약해 체내에 독소가 많이 쌓인다. 모든 병이 발생하는 공통적인 과정은 신체 내부의 만성염증인데, 체내 독소가 염증을 촉진한다. 이로 인해 잇몸이 부실해지고 치아 손상으로 이어지는 것이다.

이에 대한 대책은? 태양인체질에 맞는 섭생을 하면 노폐물 발생이 감소하고 면역력이 잘 유지되어 만성염증을 피할 수 있다. 따라서 잇몸 염증으로 인한 치아 손상도 경감된다.

왜 깊은 잠을 이루지 못하는가?

태양인이 금니를 하면 장부의 불균형을 심화시켜 면역력을 훼손하고 깊은 잠을 방해한다. 태양인체질 여부를 알기 위해 금붙이를 이용해 AK테스트를 한다는 것은 이미 언급했다. 태양인이 금붙이를 한 손에 쥐고 다른 손의 힘을 측정해보면 힘이 떨어진다.

따라서 금니를 세라믹으로 바꾸는 것이 수면을 깊게 하고 건강을 호전시킨다.

필자는 20대 후반부터 치아가 좋지 않아 금니를 했고, 치아관리를 위해 출장길에도 비행기에서 식사하면 곧바로 이를 닦았다. 그렇지만 치주염으로 잇몸이 심각하게 부실해졌다. S대병원 치대의 과장은 '치아를 제대로 안 닦아서 그렇게 잇몸이 부실하고 치아가 상한 것이다'라고 말했다. 필자가 이를 잘 닦고 있다고 하자 '치아를 닦는 방법이 잘못되어 그런 것이다'라고 말했다.

태양인 이외의 체질은 잇몸질환과 치아손상이 그리 심각한 문제가 아니다. 유독 태양인만 심각한데, 그렇다면 태양인만 양치질을 제대로 안 하거나 혹은 양치질을 잘못된 방법으로 하는가?

치아가 과연 단순히 양치질만의 문제인지 다음의 체험담을 읽어보라.

▶ 질문 : 저는 어릴 때부터 이를 잘 안 닦았습니다. 학기 중에는 냄새나는 것이 싫어서 하루에 한 번 닦았지만 방학 때는 전부 합쳐봤자 한두 번 닦았어요. 그리고 지금은 거의 두세 달에 한 번씩 닦는 것 같습니다. 그렇지만 신기한 점은 충치가 생기지 않는 것입니다. 하지만 저는 물을 많이 먹습니다. 이를 닦지 않아도 충치가 생기지 않는다면 안 닦아도 되는 것인지 궁금합니다.

▶ 답변 : 사람의 잇몸, 치아 건강은 타고난 체질에 달렸어요. 간이 강해 독성물질이 적게 생성되는 사람은 양치질을 소홀히 해도 치아가 건강한데, 타고나기를 간이 약한 사람은 아무리 열심히 닦아도 건강관리를 잘 하지 못하면 치아가 쉽게 상합니다. 이렇게 사람마다 적절한 양치질 정도가 다르니 질문자님이 적절한 수준을 선택해야 합니다.

결론은, 태양인 치아관리는 치아만의 문제가 아니라 전신 건강관리 차원이라는 것이다. 금니를 세라믹으로 바꿔 장부의 불균형을 완화하고, 8체질섭생을 통해 몸의 노폐물 발생을 최소화하며 몸의 해독능력을 잘 유지함으로써 전체적인 건강 상태를 잘 유지하는 것이 곧 올바른 치아관리라는 점을 이해해야 한다. 당연히 올바른 양치질은 기본이다.

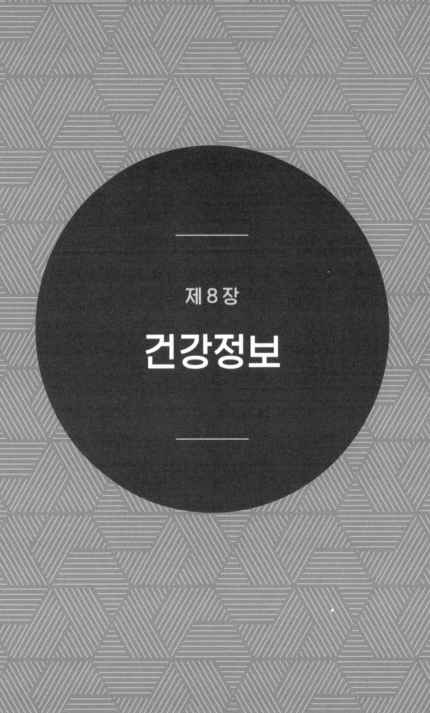

제 8 장

건강정보

1. 건강한 식생활과 다이어트

(1) 가짜 배고픔에 속지 마라

끼니 때가 되면 에너지 보충을 위해 배고픔을 느낀다. 그러나 에너지 보충을 위한 열량이 필요하지 않을 때도 뇌가 배고픔의 신호를 보내기도 하는데, 이런 가짜 배고픔에 응하지 않고 버티는 동안 우리 몸은 지방을 태워 살을 빼고 건강도 좋아진다. 그렇지 않고 배고프다고 즉시 음식을 먹으면 혈당이 올라가고 지방은 그대로 쌓인다.

▶ 스트레스를 받아도 배고프다

스트레스로 인해 세로토닌이 줄어들면 이를 늘리기 위한 메커니즘이 작동해 배고픔을 느끼게 된다. 또한 스트레스는 코르티솔을 과다 분비시키고 이로 인해 식욕을 억제하는 렙틴 분비량이 감소해 식욕을 돋운다.

▶ 평소 식사량에 익숙해져 배고프다.

에너지가 부족하지 않는데도, 평소 먹는 양에 익숙해져 습관적으로 부족분을 메우기 위해 배고픔을 느낀다. 본래 주먹만한 위가 현재의 늘어난 상태에서 다 채워져야 포만감을 느낀다. 시간을 두고 점차 식사량을 줄이면 인체에 큰 탈없이 위는 본래의 주먹만한 크기로 되돌아 온다. 3~4일이면 배고픔에 어느 정도 적응이 되어 버틸만하다.

▶ 과음 뒤에 배가 고프다

푸짐한 안주를 먹고도 과음 뒤에 배고픔을 느끼는데, 이 역시 가짜 배고픔이다. 음주로 간이 알코올의 해독작용을 하느라 글리코겐을 포도당으로 변화시키는 일을 미루느라 혈당이 떨어져 잠시 뇌가 배고프다는 신호를 보낸다. 그 잠시를 견뎌야 한다.

가짜 배고픔을 이기는 방법은 운동과 같은 신체적 활동이다. 강도 높은 운동으로 엔도르핀이 분비되어 스트레스 호르몬인 코르티솔에 대항하는 것이다.

배가 고파도 음식물을 공급하지 않으면 이에 대응하여 인체의 대사 시스템도 칼로리를 덜 소모시키는 메커니즘이 작동한다. 또한 식사량이 적어지면 생존의 위기감을 느낀 세포들은 재생에 쓰던 에너지까지 보수 유지 쪽에 투입하기 때문에 세포 소멸이 줄어들어 수명이 연장된다.

배가 꼬르륵 소리가 날 때까지 음식을 절제하면 신체의 적응으로 인해 면역력이 강화된다.

음식이 독이냐 약이냐는 양에 달렸다. 우리가 섭취하는 음식은 필요한 영양을 공급하지만 동시에 간에 노동을 시키고 음식의 대사과정에서 노폐물을 발생시킨다. 그러니 필요한 영양을 얻으면서도 불필요한 노폐물 발생과 간의 부담을 최소화하는 균형점이 식사량이 되어야 한다. 이 균형점보다 조금 적게 먹으면 인체도 이에 대응해 칼로리를 덜 소모시키니 오히려 부족함이 건강에 유익하다.

(2) 일주일에 한두 번은 저녁을 거른다

꼬박꼬박 세 끼를 챙겨 먹어야 한다는 고정관념을 버려라. 일주일에 한두 번은 저녁을 거른 채 잠자리에 든다. 처음에는 허기가 지고 기운도 없어 다소 힘들지 모르지만 점차 몸이 가벼워지고 피부도 좋아지는 것을 느끼게 될 것이다.

저녁을 거르면 칼로리 섭취가 줄어들게 되고 이로 인해 자연히 신진대사율도 낮아지기 때문이다. 즉 우리 인체는 일찌감치 하루를 마감하고 재충전의 시간을 갖게 되며 수면촉진제인 멜라토닌 호르몬을 분비하기 시작한다. 멜라토닌은 피부미용과 탈모 예방에도 좋을뿐더러 암 발생을 억제하는 데도 좋다.

저녁을 굶으면 인체의 에너지 절전모드 상태가 아침까지 이어져 적은 식사량으로도 아침을 넘길 수 있다.

이런 식의 저녁 한 끼 굶기에 비해, 장기 단식은 영양결핍을 초래하는데, 특히 굶은 채 활동량을 유지하면 인체는 에너지원을 얻기 위해 제지방(근육, 뼈, 뇌, 장기 순으로)이 손실된다. 특히 단식 후 본능적으로 폭식을 하기 때문에 오히려 단식으로 몸을 망치기 쉽다.

이렇게 장기 단식은 건강을 해치고 요요현상을 수반하지만, 저녁 한

끼 굶기는 가장 안전하고 효율적인 건강 및 다이어트법이다.

(3) 소식을 위해 오래 씹어먹어라

잘 씹어 먹으면 식사시간이 길어져 소화기관에서 흡수되는 포도당의 양이 증가하고 혈당치가 높아져 포만중추가 자극을 받아 포만감을 느끼게 되어 과식을 피할 수 있다.

밥 한 숟갈에 최소 30번은 씹어라. 씹을 때 분비되는 침은 입안을 부드럽게 해 음식물을 씹고 삼키게 하고, 치아·구강 점막의 미생물, 음식찌꺼기 등을 세척할 뿐 아니라 항암작용까지 한다.

78kg에서 47kg으로 몸무게를 무려 31kg이나 줄인 어느 주부의 감량 노하우는 천천히 씹는 식습관이었다.

(4) 왜 소식이 어려운가

맛있는 음식을 먹으면 뇌의 신경세포는 마약을 했을 때처럼 쾌감을 느끼게 하는 도파민이 분비되는데, 뚱뚱한 사람은 도파민을 받아들이는 수용체가 감소한 상태라서 정상인 사람과 동일한 량의 쾌감을 느끼려면 더 많이 먹어야 한다.

이뿐 아니다. 식욕촉진 호르몬인 그렐린은 음식을 먹어라는 신호를 뇌로 보내는데, 식욕억제 호르몬 렙틴은 뇌에 포만감 신호를 보내 그만 먹게 한다. 그런데 뚱뚱한 사람은 조금만 체중이 줄어도 바로 식욕촉진 호르몬 그렐린은 증가시키고 식욕억제 호르몬 렙틴은 감소해 더 먹게 된다. 이렇게 우리 몸은 과체중을 조장하도록 진화되었다.

(5) 다이어트

살이 찐다는 것은 지방세포가 증가하고 그 지방세포의 크기가 비대해지는 것을 의미한다. 생성된 지방세포 숫자는 절대 줄어 들지 않는다. 살이 빠진다는 의미는 지방세포 숫자는 그대로이고 크기가 작아지는 것을 의미할 뿐이다.

지방세포의 크기가 줄어들려면 :
- 식사량을 줄인다
- 건강으로 세포 내 미토콘드리아가 지방을 제대로 태운다.
- 운동만으로 살을 빼려면 하루 네 시간 이상 해야 하는데 골병든다.

결국 약물이나 수상한 건강식품으로 살 빼면 심각한 부작용을 수반한다. 혹은 영양결핍을 초래할 정도로 음식물을 억제하면 필요한 에너지원을 얻기 위해 제지방(근육, 뼈, 뇌, 장기)이 손실된다. 어떤 경우든지 요요현상을 피할 수 없다. 균형잡힌 소식으로 칼로리섭취를 최소화하고, 적절한 운동을 통해 건강한 세포의 미토콘드리아 활동강화가 최선의 다이어트 방법이다. 칼로리 섭취 최소화, 영양균형, 미토콘드리아 활동 활성화를 위해서는 건강한 밥상이 좋다.

이른 시간에 저녁식사를 간단히 하는 것은 숙면과 건강 다이어트에 도움이 된다. 늦는 저녁식사를 피해야 한다.

(6) 소금섭취량에 대한 지나친 염려에 대하여

고혈압 환자군에 대한 실험에 의하면 지나친 저염식은 오히려 혈압을 높여 심장마비 위험을 높인다(1998, 마이클 올드만). 지나친 저염식은 백혈구의 활동력을 저하시켜 염증이 급증한다.

과다한 소금 섭취는 건강에 해롭지만, 지나친 섭취량은 우리 몸에서 자연적으로 거부하게 마련이다. 소금을 피하는 것보다 천일염의 적당량 섭취는 바람직하다.

진짜 문제는 과식이다. 과식을 하면 소금뿐 아니라 다른 성분들도 과다 섭취되어 몸에 과부하가 걸려 시달린다.

2. 운동시간과 효과

운동을 한번에 긴 시간 동안 하는 것과 여러 번에 걸쳐 하는 것은 차이가 없다. 한 연구에 의하면, 30분 동안 한번에 운동하는 것과 10분씩 세 번에 걸쳐 운동했을 때 혈압, 혈당, 혈중 콜레스테롤 등의 건강측정 수치의 개선 정도가 비슷한 것으로 나타났다. 너무 강도 높은 운동을 몰아서 한꺼번에 하는 경우는 몸에 집중적인 무리가 가해지지 않도록 유의해야 한다.

미국에서 수백 명의 뛰어난 전문가들을 동원해 연구를 했는데, '운동을 하면 건강이 증진되는데, 미국인의 10% 정도는 운동을 하면 건강증진 효과가 없거나 건강이 더 나빠진다'는 결과가 나왔다. '이유는 알 수 없음'이었다. 나 같은 평범한 사람이 8체질의 프레임으로 이를 보면 쉽게 설명이 된다. 미국인의 10%는 땀을 내면 체력이 저하되는 소음인으로 본다면 설명이 된다. 수양체질도 땀을 과하게 흘리는 정도의 운동이 좋지 않지만, 특히 수음체질은 땀을 내는 정도까지 운동을 하면 오히려 기력이 떨어진다.

그러나 생명체가 활동을 멈춘다는 것은 퇴화이다. 운동량의 차이지 어떤 사람이던지 적정한 신체활동을 통해 대사를 촉진시키는 것이 바람직하다.

3. 물은 얼마만큼 마셔야 할까

등산이나 운동을 하면 대사가 촉진되고 체온이 올라가 소변량이 늘어난다. 산에 오르다 보면 자주 소변이 마려운 이유도 이 때문이다. 이는 몸 안의 대사 분비물을 배출한다는 의미와 수냉식 구조의 우리 몸이 수분배출을 통해 체온을 조절한다는 의미가 있다. 당연히 물이 땅길 것이고 몸이 요구하는 만큼 충분히 마셔줘야 한다. 흔히 충분히 물을 마셔야 몸의 대사가 촉진된다고 하는데, 이 표현보다는, 활동으로 대사가 촉진되면 물을 충분히 마셔줘야 한다는 식의 표현이 더 적절하다.

냉증에 대한 표현도 마찬가지다. 몸이 냉해지면 병이 난다는 표현보다는 병이 나면 대사가 약해져 몸이 냉해진다는 표현이 더 적절하다. 즉, 냉증이 병을 부르는 것이 아니라 병이 냉증을 부른다. 건강악화가 냉증을 부르고, 냉증이 더 큰 병을 부르는 식으로 악순환고리가 형성된다.

몸에 수분이 부족한 갈증 상태에서 뛰면 어느 정도까지는 인체가 견디지만 정도가 심하면 냉각수가 부족한 자동차처럼 몸이 과열된다. 이를 방지하기 위해 운동시간이 길어지는 경우는 중간에 수분을 보충해준다. 중간에 수분 공급을 해줘야 하는 경우는 오랜 시간 등산 등 흔한 경우는 아니다.

활동량이 많을수록 그리고 음식섭취가 많을수록 대사가 증가하니 물도 많이 마셔야 하고, 여름철의 경우 체온조절이 더 요구되기 때문에 땀이나 소변을 통해 수분배출량이 증가하고 따라서 부족한 수분을 보충하기 위해 물을 더 마시게 된다.

결론적으로, 얼마만큼 물을 마셔야 하냐는 계절적 요인, 활동량, 식사량, 그리고 생리적 대사량이 어느 정도냐는 체질적 특성 등을 감안해서 마시면 된다. 대개 필요량만큼 몸에서 요구하기 때문에 땅기는 만큼 마시면 된다. 따라서 일반적으로 알려진 대로 '물은 하루 2리터씩 마셔라'는 지침은 잘못된 것이다. 특히 기초대사량이 적어 세포내 미토콘드리아의 열생산이 부족한 소음인 수음체질의 경우 물을 너무 많이 마시면 체온이 떨어져 대사가 약해지고 건강을 잃게 된다.

수음체질인 중년의 부인이 물을 많이 마시면 건강이 좋다 하여 약억지로 하루에 6~7잔을 마시고 지내다 1년이 지나자 두통, 복통, 속쓰림, 소화불량, 위산과다, 어지럼증으로 거동조차 힘들었는데, 병원에서 위염이 좀 있고 위가 전혀 움직이지 않는다는 진단과 스트레스가 원인이라는 말이 전부였다. 몸에 좋다는 온갖 귀한 건강식품도 도움이 되기는커녕 갈수록 상태가 나빠졌고, 3년이 더 지나자 살아날 가망이 없었다. 미국의 송병찬 한의사가 수음체질로 감별했고, 이 체질에 과다하게 마신 물로 위하수가 되니 소화에 문제가 생기고 온갖 증상을 겪게 된 것이라 했다. 죽을 거라 포기한 사람이 3주만에 회복했다.

개인차가 있겠지만 금음체질도 대사량이 그리 왕성한 체질이 아니다. 따라서 1~2리터씩 마시는 것은 오히려 건강에 좋지 않다.

물이 땅기지 않는다는 것은 바람직한 건강관리 상태가 아니다. 물이란 당연히 몸에서 땅겨야 한다. 충분한 신체적 활동, 그리고 건강한 밥상, 거침없는 활짝 편 마음 등으로 생활의 활기가 넘치면 적당하게 물이 땅길 것이다. 물을 억지로 과다하게 마시지는 말아야겠지만, 그러나 물이 끊긴 펌푸에 마중물을 넣듯이 어느 정도는 잘 챙겨 마셔야 선순환이 일어난다.

식욕과 갈증은 비슷한 점이 있다. 몸의 대사가 약하면 식욕도 떨어지지만 물도 땅기지 않는다. 비/위가 약한 소음인은 그런 경향이 강한데, 특히 몸이 차고 대사가 약한 수음체질은 좀체 물이 땅기지 않아 거의 물을 마시지 않고 지내는 사람이 많다.

식욕이 없고 물이 땅기지 않는다는 것은 신체적 활동을 늘리고 건강에 신경을 쓰라는 신호와 같다.

물 마시기 체험담1 : 태양인(냉수)

태양인 금음체질입니다. 물이 안 맞는 체질도 있나요? 물을 먹으면 냉해지는 기분도 들고 이물감도 생겨요. 아침 공복에 먹는 물이 좋다 해서 작은 컵으로 미지근한 물 마시고 죽염도 한 알 먹기 시작했는데, 물이 시원하게 넘어가지 않고 억지로 먹는 느낌입니다. 이렇게 며칠 먹고 나니 몸 이물감도 있고 오전에 체기가 있는 듯이 몸 상태가 좋지 않게 느껴지네요. 물은 많이 먹으면 좋다 하는데, 물이 안 맞는 체질도 있나요?

▶ 조언 : 저는 비/위가 오장육부에서 두 번째로 강한 장기인 태양인 금양체질인데, 한겨울 냉수욕을 하고도 거의 녹지 않는 차가운 대봉

감을 녹여가며 두 개씩이나 먹어도 속이 편합니다. 미지근한 물을 먹으면 속이 느글거리는 느낌이 드는데 차가운 물을 마시면 속이 아주 편안하고 소화도 잘 됩니다. 금양체질 정도까지는 아니겠지만, 금음체질도 온수보다는 냉수가 맞지만 속이 냉한 경우는 부담스러울 수 있고, 온수욕보다 냉수욕이 맞습니다.

신체적 활동이 적어 대사가 떨어지면 가장 부담스러운 것이 과식이죠. 물도 마찬가지입니다. 비가 많이 오면 홍수로 땅에 물이 넘치지만 정작 마실 물이 부족하듯이 위에 물이 넘치면 장부불균형 심화로 면역력이 저하되어 오히려 탈수를 더 촉진할 수 있습니다. 활동을 많이 하면 대사가 촉진되어 식사량이 늘듯이 물도 더 요구됩니다. 활동을 늘려 대사를 촉진시켜 물이 땅기도록 해서 자연스럽게 마시는 것이 가장 좋습니다.

아무리 음식을 풍족하게 먹어도 소화기관이 이를 흡수하지 못하면 영양실조가 지속되고 필요량 이상의 음식은 오히려 건강을 해쳐 영양실조를 심화시키는 것과 같은 이치입니다.

물 마시기 체험담2 : 태음인

태음인 목양체질입니다. 저는 아주 따뜻한 물을 수 년째 마시고 효과 많이 보고 있어요. 물 마시기 전엔 기본 체온이 35.5였는데 4년이 지나 37도가 넘어요. 처음 2년은 하루 2~3리터 마구 마셨더니 배가 불려 밥먹기가 불편해서 줄이고 이제는 틈틈이 조금씩 마셔요. 예전에는 물 거의 안 먹고 살았는데 습관이 되니 정말 여러모로 좋네요.

4. 병의 원인은 90%가 생활습관이다

미국 듀크대학교 연구진이 쥐에 대해 유전적으로, 하나는 살이 찌기 쉽고 암에 취약하고 수명이 짧도록 흰쥐를 설정하고, 다른 하나는 날씬하고 암에 잘 걸리지 않으며 제 수명대로 살도록 설정했다. 임신기간 동안 흰쥐에게는 좋은 먹이를 먹이고, 검은 쥐에게는 나쁜 먹이를 먹였다. 그 결과 태어난 새끼들은 어떠했을까?

어미들에 대한 유전적인 설정과 달리 흰쥐에게는 건강한 유전자를 가진 새끼가 태어났고, 검은 쥐에게는 건강하지 않은 유전자를 가진 새끼가 태어났다. 이렇게 식습관이 어미뿐 아니라 후대의 유전적 특정까지 변화시킨다.

인간게놈프로젝트로 인간의 유전자 지도가 완성되고 개개인의 유전자 지도 분석 서비스까지 실용화되었지만 유전자 치료를 통해 획기적으로 질병을 예방하고 치료할 수 있으리라는 장밋빛 기대는 요원하기만 하다. 쥐에 대한 위의 실험처럼 건강은 유전자의 문제가 아니라 후천적 생활습관이 더 중요하다.

병은 유전, 감염, 독성의 원인보다 90%가 생활습관이 원인이다.

아래 글은 뉴욕주립대 의대 교수인 주기환 박사의 동영상을 참고로 작성되었다.

생활습관 중에서 가장 중요한 것이 우리 입으로 들어가는 물, 공기, 음식이다. 음식을 섭취하면 대사 과정에서 노폐물이 발생한다. 혈액 속의 이 노폐물이 모든 질병의 뿌리이다. 지방이 에너지로 변환되지 않으면 고지방산, 고콜레스테롤이 되고, 단백질 대사로 요산, 암모니아가 발생한다. 당뇨는 과도한 탄수화물이나 지방의 문제이다. 비만, 지방간, 동맥경화, 고혈압이 모두 음식의 균형을 잃어서 온 것이다.

우리가 받는 건강검진이란 이런 여러 가지 노폐물 수준을 알아내려는 것이다. 이 검사의 결과치가 나빠 치료가 필요하다 판단한다. 그런데 약을 먹거나 수술을 한다고 이런 노폐물을 발생시키는 근본 원인이 식생활이 고쳐지는가?

69세의 이모님이 악성두통, 심각한 위 염증으로 늘 병원신세였다. 결국 부산에서 두 번째로 크다는 병원에 10일간 입원해서 온갖 검사를 다 받았다. 이 기간 투여한 약을 보니 뉴욕주립대 의대 교수인 제가 봤을 때 양이나 종류로 볼 때 이건 인간에게 먹일 것이 못됐다. 미국이라면 고발당한다. 이런 일이 우리나 최고수준의 병원에서는 예사로 일어난다. 그러니 멀쩡하게 병원 들어갔다 약으로 죽는다. 의사나 환자나 약으로 치료 가능하다고 믿는다. 10일간의 검사에도 불구하고 질병의 원인을 모른다. 병명도 모르고 병원에서는 이모에게 뇌수술을 하자고 한다.

아침에 청국장을 먹고 미처 치우지 못하고 퇴근해서 보니 집안에 냄새가 진동한다. 향수를 써도 냄새는 없어지지 않는다. 가려질 뿐이다. 방향제도 마찬가지다. 비닐에 담아 묶어서 쓰레기통에 넣는다고 냄새를 피우는 쓰레기가 집안에서 사라지는가? 향수, 방향제, 쓰레기봉투는 단지 냄새를 조절, 억제, 차단할 뿐이다.

약이나 수술이 이와 같다. 질병에 대해 단지 억제, 차단, 조절의 기능뿐이다. 그런데 사람들은 약이나 수술로 몸 속의 노폐물을 버릴 수 있다고 생각한다.

그럼 어떻게 해야 하는가? 나무를 태울 때 재나 연기가 발생한다. 그런데 강력한 불로 태우면 완전연소로 이를 최소화할 수 있다. 우리 몸도 대사 수준을 높이고 노폐물 배출을 제대로 배출하는 건 두 가지밖에 없다. 이 두 가지가 제대로 수행되느냐 여부는 물, 공기, 음식에 달렸다.

특히 물의 중요성에 대해 강조하고자 한다. 혈액의 94%가 물로 구성되어 있다. 우리 몸의 70%를 물이 차지한다. 물을 충분히 마셨는데 암환자가 되지는 않는다. 암환자에게 물어보면 하루 한두 잔도 안 마셨다는 사람이 100%이다. 지난 10년간 물을 제대로 안 마셨다면 이미 암에 노출되어 있는 것이다. 정상적인 사람이라도 5,000~10,000개 정도의 암세포를 가지고 있으니 모든 사람은 잠재적으로 암환자다. 신체기능이 정상적으로 작동하니 암세포가 세력을 뻗지 못하는 것이다. 그것이 증식되어 검사를 통해 확인되는 것이 암 초기니 2기니 말기니 하는 것이다.

암환자의 공통점은 탈수와 영양실조다. 음식 먹는 것을 우습게 여기며 '나는 며칠을 버텨도 괜찮더라' 자랑하거나 폭식, 편식, 아침 굶는 사람도 위험하다. 다이어트하는 젊은 여성들이 허리 아프다는 말을 하는데, 척추의 4, 5 사이는 물이 들어가 있던 거가 탈수로 인해 물이 순환되지 못해 허리가 아프게 되는 것이다. 피부문제도 마찬가지다. 관절 사이는 물이 들어가 있다. 탈수가 지속되면 관절이 나간다.

소주건 맥주건 술은 우리 몸에서 물을 뺏어 배출시킨다. 술로 인해 체액이 강산성상태가 되면 약알칼리 상태인 pH 7.3~7.5 상태를 유지하기 위해 물과 함께 강산성을 내보낸다. 맥주 10잔을 마시면 14잔의 물이 배출되고, 커피 10잔을 마시면 12잔의 물이 배출되는 식으로 탈수가 일어난다. 알칼리라고 광고하지만 가공건강음료는 산성으로 체내의 물을 몰아낸다. 이런 것들이 우리 몸의 산성화, 독성화 뿌리가 된다.

물은 면역세포를 이동시킨다. 거미줄처럼 혈관이 있고 림프관 있고 이를 통해 적혈구, 백혈구, 면역에 관련된 T임파구, B임파구가 움직이는데, 체내 노폐물이나 외부에서 침입한 균에 대항해 공격하고 포획해서 제거하고 배출하는 것이 면역이다. 이 면역을 약이 하는 것이 아니다. 그것은 물, 공기, 음식이다.

물이 부족하면 이런 면역이 작동하지 않아 체내에 노폐물이 쌓인다. 물이 부족하다는 갈증 신호가 통증과 알러지 반응이다. 머리가 아프고 위가 아프고 근육통이 생기는 등 내 몸이 아프다는 것은 그 원인이 노폐물 축적이다.

물 공급이 안 되면 탈수가 일어나 우리 몸이 타격을 받으니 생존본능으로 우리 몸은 소변배출을 막기 위해 항이뇨호르몬을 분비한다. 그래서 건강이 나빠지거나 나이가 들면, 탈수상태라서 항이뇨호르몬의 작용으로 한참을 서 있어야 겨우 나온다. 그리고 돌아서면 잔뇨감이 있다. 물만 제대로 마시면 해결되는데, 방광염인줄 알고 병원을 찾고 항생제를 먹는다. 결국 요실금이 생긴다.

가장 많은 노폐물이 소금이다. 물이 부족하면 빠져나가지 못한 소금의 삼투압작용으로 세포 안의 물이 흘러나와 부종이 생긴다. 물을 많이 마셔서가 아니라 물을 안 마셔 부종이 생기는 것이다. 변비도 물을 배출시키지 않으려는 현상의 하나다. 피부온도가 높으면 물이 빠져나가니까 이를 막기 위해 피부온도를 저하시켜버린다. 물을 제대로 안 마시는 여자의 손을 만져보면 시체처럼 차갑다. 냉증이 이런 맥락으로 생기는 것이다. 물 부족으로 쌓인 노폐물이 몸을 돌아다니며 질병을 일으킨다.

물을 마시기 시작하면 제일 먼저 바뀌는 것이 피부의 변화이다. 피부의 생명은 45일이다. 이 기간을 지나면 피부가 좋아진다. 생활습관의 변화로 모든 증상이 하루아침에 바뀌는 것이 아니고 신체의 부분에 따라 회복 주기라는 것이 각각 다르니 그 중간과정에서 나타날 수 있는 일시적 고비에 당황할 필요가 없다.

면역활동을 증진하는 음이온은 자연에 풍부하고, 도심에 가까울수록 해로운 양이온으로 가득 차 있다.

▶ **필자 코멘트** : 악성두통, 심각한 위의 염증으로 인해 10일간의 집중 건강검진에도 불구하고 원인을 찾지 못하고 뇌수술을 받으려 했다는 주기환 박사의 69세 이모 사례는 이 책에서 언급한 하지무력증 여성의 사례를 떠올리게 한다. 그 젊은 여성도 병원으로부터 뇌수술을 몇 차례 받아야 한다고 들었는데, 태양인 섭생과 오가피 3만원어치를 60번 다려먹고 완치되었다.

주기환 박사의 이모는 태양인으로 판단된다. 태양인 여부는 이 책에서 언급한대로, 금붙이를 한 손에 쥐고 다른 손을 벌리면 제3자가 다른 손을 아래로 눌렀을 때 피실험자가 버티는 힘이 금붙이를 쥐지 않았을 때보다 약하면 태양인으로 판단할 수 있다. 혹은 근본적인 치유는 아니지만 포도당주사를 맞아보면 두통이나 위 통증이 사라진다면 태양인으로 판단할 수 있다.

태양인으로 판단되면 8체질요법으로 면역력을 회복시킬 수 있어 자신의 몸이 스스로 난마처럼 얽힌 증상을 해소해나간다. 가령 냉증의 경우 몸 상태의 경과에 따른 적절한 세기의 냉수마찰을 하면 급격히 개선되며 건강회복에도 좋다.

주기환 박사는 탈수가 만병의 원인이기 때문에 물을 많이 마셔야 한다 했다. 그러나 탈수는 물부족이 원인이기도 하지만, 건강악화나 노화로 자연스럽게 발생하는 결과이기도 하다. 몸의 상태, 해당 체질, 나이 등을 감안해 몸에서 요구하는 물의 필요량이 다르니 이를 감안해야 한다. 마셔야 할 물의 양, 수음체질이나 냉증과 관련한 내용 등은 이 책에서 언급했으니 참고하기 바란다.

노정혜 교수(서울대 다양성위원장)는 전공인 세균 분야에서 30년을 연구했지만 자신의 학문적 연구 실적을 묻는 질문에 '세균이 생존하려면 환경변화를 감지하고 적응해야 하는데, 이런 메커니즘과 관련된 분자 중 하나를 밝혀냈다. 30년간 연구했지만 모래알 같은 지식 하나 얻었다."고 말했다. 현대사회에서 누구든 대부분의 지식을 타인이 연구하고 정립한 것에서 얻는다. 본인이 직접 조사하고 실험하고 정립할 수는 없다. 노 교수는 "단순해 보이는 세균을 연구해도 너무 모르는 게 많다. 살아 있는 생명체는 모두 오묘하다."라고도 했다.

이런 견지에서 봤을 때 어떤 대단한 권위자가 건강에 대해 거론하더라도 자신의 경험과 추론의 한계를 벗어날 수 없다. 그러니 우리는 건강분야 전문가라고 무작정 모두 옳다고 받아들일 수는 없다. 주기환 박사가 비록 영상으로 대단한 건강정보를 전했지만, 8체질의 프레임으로 볼 때 그 중 일부는 시정이 필요한 것도 있다.

5. 움직이면 살고 누우면 죽는다

동맥은 심장의 펌프작용으로 인해 우리 몸 구석구석으로 피를 보내는데, 이 피가 심장으로 다시 돌아오는 정맥은 펌프작용이 없다. 피부에 가까이 있는 동맥과 달리 정맥은 더 깊이 근육 속에 위치한다. 정맥이 피를 활발하게 심장으로 돌려보내기 위해서는 운동과 같은 신체적인 활동으로 근육을 자극해야 한다. 즉 활발한 신체활동은 혈액순환을 촉진하기 위해 매우 중요하다.

한만청 전 서울대병원장이 간을 절반이나 잘라내고 살아날 확률 10%였다. 수술 후 기운이 없어 바닥을 기는 것도 힘들었는데 움직여야 살기 때문에 바닥을 기어 다녔다. 조금 기운이 생기자 벽을 기대고 일어서서 벽을 더듬으며 부지런히 움직였다. 몸이 점차 회복되면서 열심히 운동을 했고, 그는 마침내 확률 10%에서 살아남았다.

몸을 활발히 움직이면 대사가 촉진되면서 몸이 더워지고 이 열을 식히기 위해 땀이나 소변을 통해 수분을 배출하게 된다. 이 때 땀이나 소변을 통해 노폐물과 몸의 독소가 배출된다. 그리고 수분을 보충하기 위해 자연스럽게 갈증을 느끼게 되고 물을 마시게 된다. 이 물이 우리 몸의 혈관을 따라 돌며 대사를 활성화시킨다.

이처럼 우리 몸의 선순환을 가능하게 하는 것이 운동이다. 무조건 물을 많이 마시는 것은 올바른 방법이 아니고, 운동을 통해 물이 땅기도록 해서 자연스럽게 마셔야 한다. 다른 체질과 달리 몸이 냉한 소음인은 지나친 운동을 삼가고, 수냉식 구조인 몸이 수분배출로 열을 내보내면 체온이 저하되니 수분섭취도 과하지 않도록 해야 한다.

몸에 수분이 부족한 갈증 상태에서 활동량을 늘리면 어느 정도까지는 인체가 견디지만 정도가 심하면 냉각수가 부족한 자동차처럼 몸이 과열된다. 이를 방지하기 위해 평소 충분히 물을 마시는 습관이 중요하다.

혈액순환은 운동이 좌우하니 꾸준한 운동이 중요하다는 의미이다.

태양인의 운동량은 땀을 지나치게 흘릴 만큼 격렬하고 오랜 시간일 필요는 없다. 일상의 걷기, 산보, 조깅, 등산 등 가볍게 신체활동을 꾸준히 하는 정도면 충분하다.

6. 숙면

(1) 수면에 대하여

쉽게 잠들지 못하는가? 자다가 깨면 다시 잠들기 힘든가? 딴 생각이 들어 집중이 안 되는가? 일상에서 쉼 쉬듯 간단한 알파파 명상을 하다 보면 숙면은 물론 건강증진 효과까지 있다.

나이가 들면서 면역력 저하로 수면도 옅어진다. 숙면을 위해서는 건강을 잘 유지해야 한다. 비타민C가 수면제도 아닌데 비타민C를 섭취했더니 숙면에 큰 도움이 되었다. 비타민C 섭취로 면역력이 높아지면서 몸이 제대로 기능하기 때문이다. 비타민C뿐 아니라 체질에 맞는 식품으로 건강이 호전되면 숙면에 도움이 된다.

다음에 소개되는 알파파 명상을 시작하기 전에 아래 사항을 참고한다.

– 수면은 마음의 자세가 가장 중요하다. 얼른 잠들어야지, 잘 자야지 하는 수면에 대한 강박을 떨쳐야 한다. 잠이 안 오면 어때 라고 생각하고, 어둠 속에 눈을 감고 그냥 편히 누워만 있어도 뇌파가 떨어져 휴식이 되니까 다음날 활동에 문제가 없고 하루 이틀 정도는 이렇게 몸으로 때우며 잠이 밀리다 보면 나중에라도 짧은 시간 동안 깊은 잠에 골아 떨어져 정상적으로 생활이 이어진다.

이런 마음으로 자야 한다는 강박을 버리면 불면은 더 이상 문제가 안 된다. 잠이 안 온다고 불을 켜고 다른 활동을 하지 않는다.

– 누워 있을 때 생각이 이리저리 떠돌지 않도록, 내가 생각하는 바를

주목하며 심호흡을 한다. 점차 잡념이 사라지고 망상에 끌려 다니지 않게 된다. 그냥 편하게 생각하는 바를 주목하라.

- 수면 전 미디어 시청도 좋지 않다. 시각장애인이 되면 시신경이 자극 받지 않기 때문에 점차 꿈이 줄어들어 전혀 꿈을 꾸지 않게 된다. 이 의미는 우리가 저녁시간 미디어 시청을 통해 시각정보를 많이 받아들이면 시신경이 자극을 받아 꿈이 많아지고 수면이 옅어진다는 의미다.

- 어둠이 면역체계를 작동시켜 암세포의 활동을 억제하며, 신체는 어둠 속에서만 멜라토닌이라는 호르몬을 생산하는데, 침실에 약간의 빛만 있어도 멜라토닌 생산이 중단된다. 야간근무가 암을 발생시킨다는 연구결과도 있다. TV를 켜놓고 자면 낮에만 활동해야 하는 다른 면역체계 호르몬들의 힘을 약하게 해 질병에 취약해진다. 어둠은 자연이 선사한 자연치유법이다.

- 수면은 양보다 질의 문제라 생각하라. 또한 짧게 자고라도 견디겠다는 마음이 중요합니다. 시계를 들여다 보며 몇 시간 잤냐 여부를 따지지 마라.

메이저리그에서 11시간 30분에 걸쳐 더블헤더 두 게임을 치러도 이긴 팀은 몸이 날아갈 듯 가뿐함을 느끼지만 진 팀은 늙은 노새처럼 천근 만근 무겁다. 사람은 빵의 힘만이 아니라 정신의 에너지로도 산다. 마음을 비우고 감사하면 날마다 기적이 일어난다.

- 이렇게 인생살이 모든 문제를 문제로 인식하지 않으면 문제될 게 없다. 자연스럽게 받아들이면 그만이다. 자신의 문제에 대해 자꾸 의식하기 보다 무던하게 넘기는 둔감화는 모든 질병의 치료에서 기본이다. '아플 테면 아파 봐라'는 생각으로 건강 염려증을 없이는 것이 그

예이다.

- 일본의 어느 장수노인은 자기 전에 동요를 여러 곡 부르고 잔다 합니다. 나를 고집하면 불면이 되고 나를 버리면 숙면이 됩니다

(2) 알파파 명상으로 숙면하기

일상생활을 하는 우리의 뇌파 범위는 14~21(베타파)이다. 활동할 때 가장 이상적인 뇌파의 범위는 7~14 사이의 알파파이다. 이는 완전 몰입상태의 뇌파 범위로서 강력한 정신적 능력을 발휘할 수 있고, 심신의 치유 효과가 크다. 특히 숙면에 큰 도움이 된다. 명상수련이 높은 경지에 이를 때 가능하다.

4~7 사이인 세타파는 잠들 무렵의 뇌파범위이다. 4 이하는 델타파로서 깊은 잠에 떨어질 때의 뇌파상태이다.

쉽게 잠들지 못하거나 잠이 얕은 이유는 뇌파가 떨어지지 않아 마음이 상기된 상태로 유지되기 때문이다. 따라서 잘 자려면 뇌파를 어떻게 떨어뜨리냐가 중요하다.

가장 간단한 방법은 성냥개비나 바둑알 정도의 작은 물체를 손에 쥐고 그 손에 정신을 집중하는데, 생각이 딴 데로 흐르면 부지불식간에 손을 펴게 되어 물체를 놓치고, 이를 재빨리 알아채기를 반복하면 어느 순간 잠이 든다. 잠이 옅어질 때 다시 물체를 쥐는 식으로 계속한다. 수면은 잠자는 장소나 머리 방향에도 영향을 받기도 한다.

〈뇌파를 떨어뜨리는 방법〉으로 여러 가지가 있지만 숫자를 거꾸로 세기가 좋다. 간단하면서도 효과가 높다.

필자의 경우 잠자리에 들어 60에서 숫자를 거꾸로 흐릿하게 세다가 몽롱해져 잠에 떨어진 경우가 허다하다. 자다가 옅은 잠으로 돌아오면 다시 무의식적으로 숫자를 거꾸로 세면 된다. 최고의 수면요법이다!!

숫자는 꼭 60에서 시작할 필요는 없다. 생각나는 대로 100이든 50이든 아니면 어떤 숫자라도 거꾸로 내려오면 된다. 아래에 상세히 정리한다. 나에게는 가정 효율적인 마인드 컨트롤 방법이다.

숙면을 위해 위와 같은 방식으로 하면 된다. 다음에 소개하는 알파파 진입 명상법은 더 공부하려는 사람들을 위해 소개한다.

(3) 알파파 진입 명상법 : 숫자 거꾸로 세기

- 앉든 눕든 가장 편안한 상태를 취하고 눈을 감는다.
- 전신이완 단계
  1) 정수리(백회)에 생각을 두고 '긴장이 풀릴 것이다' 라고 3초간 생각한다.
  2) 정수리에 이어 얼굴에 마음을 두고 '긴장이 풀릴 것이다'라고 3초간 생각한다.
  3) 이 같은 방식으로 목, 가슴, 배, 치골, 엉덩이, 허벅지, 무릎, 정강이, 발목, 발끝 순서로 '긴장이 풀릴 것이다'라고 3초간 생각한다. 'relax'라고 말해도 된다.
  4) 반드시 몸의 특정부분일 필요는 없고 코, 턱… 식으로 '긴장이 풀릴

것이다'라고 3초간 생각하며 신체의 밑으로 짚어 내려오면 된다.

5) 칠판을 상상하고 3을 쓴다. 3초 정도 들여다보며 '더 깊이~ 더 깊이'라는 의념을 갖는다. 3을 지우고 2를 써서 같은 방식으로 들여다보며 '더 깊이~ 더 깊이'라고 마음을 갖는다. 같은 식으로 1까지 마친다.

6) 이번에는 칠판에 100을 쓴다. 3초 정도 들여다보며 '더 깊이~'라는 의념을 갖는다. 이후 99, 98, 97… 1 까지 내려온다. 그러면 다시 같은 방식으로 100부터 거꾸로 숫자를 세며 1까지 내려온다.

반드시 100부터 할 필요는 없고 500이든 200이든 자신이 원하는 숫자부터 내려오면 된다. 15분 이상은 이렇게 해야 제대로 효과가 있다. 하다가 숫자를 잊어버렸으면 적당한 숫자를 택해 다시 거꾸로 세면 된다.

7) 명상에서 깨어나기 : 15분이 넘으면 '난 깨어난다~ 깨어나면 기분이 좋을 것이다~ 마음이 편안할 것이다'라는 긍정적 마음을 갖는다. 그리고 하나, 둘… 다섯 하며 눈을 뜬다. 원래 상태로 회복된다.

8) 명상을 하다 잠이 들면 그냥 잔다.

9) 명상을 하기에는 저녁 잠들기 전, 아침 일어나서가 좋다.

10) 어떤 내과의사는 이러한 명상법이 건강에 큰 효과가 있음을 확인하고 매일 열심히 행한다.

위의 방법을 똑같이 완벽하게 구사하려 하지 말고, 생각나는 대로 비슷하게 흉내만 낸다는 가벼운 마음으로 자연스럽게 변형해도 됩니다.

7. 맨땅요법

여름은 별 어려움이 없이 할 수 있다. 영상에 보면, 체감온도 영하 20도 겨울이라 꽁꽁 얼어붙은 맨땅을 맨발로 사람들이 걷는다. 맨발이지만 걷다 보면 발에서 열이 난다.

김기호(49)씨는 맨땅요법을 하기 전에 몸의 염증도 많고 몸이 많이 아팠다. 맨발로 걸으면 나아진다는 얘기를 듣고 시작했었다. 일주일에 서너 번씩 꾸준히 하고 있다.

우리 몸엔 외부 자극을 받아들이는 감각중추들이 있다. 손과 발에 많은 이 신경들은 인체가 조화롭게 움직이도록 뇌에 정보를 보내는데, 그 전달속도가 통증을 느끼는 속도보다 무려 240배가 빠르다. 그 만큼 우리 뇌에 중요한 역할을 하기 때문이다. 그래서 마비환자의 뇌를 자극해야 할 때 발을 자극하는 요법을 쓰기도 한다.

맨발로 걸으면 몸 속의 정전기와 전자파가 빠져 나가고, 땅으로부터 자연전자가 들어오고 지구 고유주파수와 공명한다고 한다.

유튜브에서 '맨땅요법 천재들'로 검색하면 일본 보육원의 흥미로운 영상을 볼 수 있다.

8. 각탕법

각탕법은 체질에 상관없이 혈액순환을 돕는 건강법이다. 혈액순환이
촉진되어 수족냉증을 개선한다.

(1) 50~10분이면 효과가 난다. 혈액순환이 잘 되는 사람은 3분만에
이마에 땀이 나는데, 그러면 중지해도 된다. 땀이 안 나도 10분
이상 할 필요는 없다.

(2) 이마에 땀이 나는 이유는 몸의 대사가 촉진되면서 혈액순환이
원활해지고 더불어 체온이 상승하게 되어 체온조절의 필요성 때
문에 우리 몸이 수냉식 열조절 방식으로 땀을 흘리게 된다. 이때
땀을 통해 자연스럽게 노폐물이 배출된다. 사람에 따라 그리고
체질에 따라 차이가 있겠지만, 열조절은 소변량의 증가를 통해
서도 일어나고, 땀과 마찬가지로 역시 노폐물 배출도 수반된다.
혈액순환이 개선되면 이마에 땀이 나는 시간이 점점 빨라진다.

(3) 땀이 전혀 나지 않더라도 5~10분이면 효과를 거두기에 충분하
다. 소음인 체질의 경우 땀을 계속 빼고 있는 것도 좋지 않다. 평
소 땀을 흘리고 나면 컨디션이 급감하는 사람은 소음인 체질일
가능성이 높다.

(4) 온도계로 44~45도쯤이면 충분하다. 각탕법을 하다가 물이 조
금 식어도 상관없다.

(5) 물에 담궈지는 부분 : 손목과 팔꿈치 중간쯤, 발목과 무릎 중간
쯤 까지만 물에 잠기면 충분하다.

(6) 손과 발이 아주 새빨갛게 변하는 것이 정상입니다.

(7) **발생할 수 있는 상황** : 따끔따끔하거나 찌릿찌릿한 느낌이 든다면 순환이 되지 않아 나타나는 현상이나 안전한 상황이다. 간혹 40도도 너무 뜨거워서 못 넣고 있겠다는 사람이 있는데, 순환이 정말 안 되는 사람이다. 자신이 버틸 만큼의 온도로 시작하여 점차 45.0도에 맞추어 하면 된다.

(8) 하루 2회 이상 기상 직후와 취침 전에 한다.

(9) 순환장애가 많은 어른보다는 아이들이 여러 면에서 효과를 빨리 본다. 애기들이 아플 때 하면 좋은 효과를 본다. 실제로 비염이 있는 아이는 코가 답답하지 않는 것을 느끼고, 준비해주기를 기다리기도 한다. 머리도 안 아프게 된다. 문제가 특별히 없다면 굳이 시킬 필요는 없다.

(10) 계절에 상관없이 한다. 상열하냉과 상열감의 모든 증상에 쓰인다. 손발이 뜨거운 사람도 혈액순환이 촉진되어 그 열이 식는다.

(11) 아이들 감기 걸려 열이 날 때도 족탕을 해도 된다. 손발의 혈관이 열려 확장된 곳으로 머리의 열이 분산되니까. 각탕법은 몸에 땀이 나게 하고, 몸을 덥히려는 목적이 아니라 몸을 순환시키는 목적이다. 이마에 땀이 베어 나오면 그만하는 것이고, 또 순환이 잘 안되어 이마에 땀이 나지 않더라도 시간을 10분을 넘길 필요는 없다. 혈액순환은 모든 증상의 개선에 도움이 되기 때문에 여기서 언급하지 않는 여러 가지 효과가 있다.

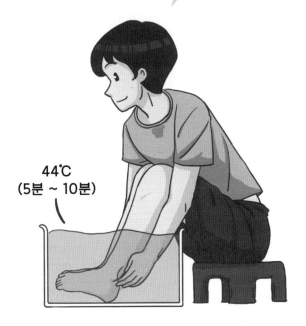

각탕하는 방법

44°C
(5분 ~ 10분)

금음체질 각탕법 체험담 : 오늘 아침 처음으로 각탕을 해봤습니다. 여름에도 땀이 안 났었는데 각탕을 하며 콧잔등에 땀이 났습니다. 마치고 나니 발바닥부터 온기가 돌았습니다. 추운 겨울이라 평소 일반양말 위에 수면양말을 겹으로 신고, 두꺼운 외투, 장갑, 목도리가 기본 세트였지만 오늘은 가벼운 옷차림이었는데도 하루 종일 외출을 하고 다녔지만 전혀 추위를 타지 않았습니다.

9. 비누, 샴푸?

63세의 지인이 머리 감을 때, 샤워할 때 비누나 샴푸를 사용하지 않고 물만으로 한다고 하는데, 건강관리에 큰 도움이 된다고 한다. 오늘 페이스북에서 다른 지인의 담벼락을 보니 그 분도 한 달째 맹물만으로 머리를 감고 있다고 한다. 그분의 체험효과는 다음과 같다 :

1) 머리에 기름이 끼지 않았다. 전에는 하도 기름이 많이 껴서 하루에 두 번씩 샴푸를 했는데, 그게 오히려 모근에 기름분비를 촉진한 듯하다.

2) 눈 아픈 증상이 없어졌다. 전에는 충분히 자고 있어났음에도 피곤할 때처럼 눈이 아팠는데, 샴푸 사용을 중단하고 이리 말끔한 걸 보니 샴푸의 화학성분이 피부를 통해 인체로 흡수되어 그런 듯하다.

3) 머리카락이 두꺼워지고 있다. 1년 하면 머리숱도 많아지려나 기대된다.

이 글을 읽으니 우리 안에는 자연치유의 힘이 있다는 믿음이 생긴다. 그 자연치유의 힘을 막고 있는 것은 약물, 생활용품에 함유된 화학성분이다. 물론 당장 문명의 이기를 중단하면 적응기간까지는 일시적으로 생리적 혼란이 올 수도 있을 것이다.

10. 전자파의 위험성

당진의 교로2리 마을 주민은 300여명. 90년대말 고압송전탑이 들어선 이후 24명의 암환자가 발생했다. 23명은송전탑에서 500미터 거주, 1명은 600미터 이내에 거주했다. 암환자들의 거주가 송전선로와 일치했다. 송전탑에서 40mG의 전자파가 나오는데, 전기장판을 최대치로 켰을 때 나오는 60mG에 절반을 넘는다. 유럽의 권고기준에 4mG에 비하면 엄청나게 높다. 우리나라 기준은 833mG이다. WHO는고압송전선로 전자파를 잠재적 발암물질로 지정하고 있다. 송전탑 밑에서 형광등을 들고 서 있으면 아무런 연결선도 없는데 모든 형광등에 불이 켜진다.

2011년 5월 WHO는 휴대폰 전자파가 암을 유발할 가능성이 있다고 발표했다. 전기장판 전자파 역시 주의가 요망된다.

[휴대폰 사용팁]

1) 문자 메시지 적극 활용

2) 음성통화 때는 이어폰과 마이크를 사용

3) 지하실, 깊은 산골 등은 휴대폰의 수신 신호가 약해지면서 전자파 발생이 더 많다.

4) 빠른 속도로 이동 중인 지하철, 버스 안에서는 전자파가 7배나 강하다.

5) 어린이, 청소년은 성인보다 민감하니 용건만 간단히 통화

11. 수맥이 건강에 미치는 영향

일반적으로 태양인과 소음인이 수맥을 잘 타고, 태음인이나 소양인은 덜 타는 경우가 많다. 태양인은 통찰력 높은 직관이, 소음인은 섬세한 감정이 잘 발달된 유형이다. 태양인 및 소음인이 교감신경긴장체질이라는 점도 눈여겨 볼만하다. 수맥파에 노출되면 자신의 가장 약한 부분이 먼저 증세를 보인다.

아토피가 드문 목음체질에 아토피가 발생

쌍용자동차 정비업체를 운영하는 친구를 오랜만에 만났는데 아들이 아토피로 고교를 1년 넘게 휴학 중이라 했다. 친구 집을 방문해 아들 체질을 봤더니 태음인 목음체질로 감별되었다. 이 체질은 인체의 화학공장으로서 체내 독소의 해독을 담당하는 간이 강한 체질이라서 식생활로 인한 아토피가 드문 체질이다. 식생활이 아닌 다른 요인이 있을 거라 짐작되어 그 학생이 자는 방에 가서 살폈다.

수맥검사를 해보니 그 학생이 쓰는 침대에서 가슴이 닿는 곳을 중심으로 강력한 수맥이 흐르고 있었다. 본래 그 방은 누나가 쓰던 방이었는데, 누나가 미국의 대학원으로 유학을 떠난 후 그 동생이 물려받아 쓰고 있었다. 그 누나는 베란다를 터서 방을 넓힌 쪽으로 머리가 가도록 침대를 배치하고 사용했는데 동생은 침대 방향을 바꿔 안쪽으로 머리가 가게 해서 사용했기 때문에 수맥이 강한 쪽으로 몸이 수맥에 노출된 것이었다. 이로 인해 면역력이 저하되고 몸이 제대로 기능하지 못해 아토피가 생긴 것이다.

1999년 이문호 교수가 밝혀낸 바에 의하면, 수맥은 지구 내부의 지하광물, 석유가스층, 지하 수맥 등으로 인해 발생하는 지자기 교란이다. 서울의 평균 지자기장은 0.5가우스인데, 최대 6배나 더 심한 곳도 있었다. 실험용 쥐를 평균의 3배 정도인 1.5가우스에 3일간 노출했더니 정상 토끼에 비해 활동성이 저하되고 간조직에 스트레스성 단백질이 2배 증가했다.

이 교수팀은 실제 주거지에서 지자기가 사람에게 미치는 영향을 조사했는데, 평균의 1.5배(0.75가우스)가 넘는 곳에 거주하는 사람들은 대부분 두통, 목이 뻐근한 증상이 있었다. 지자기교란은 층수에 관계 없이 나타났고, 40세가 넘는 중장년층이 지자기교란에 민감한 것으로 나타났다.

필자도 새로운 회사에 처음 발령을 받아 근무하는데 아침 1시간 앉아 있고 나면 극도로 피곤해져 제대로 업무를 수행하기 힘들었다. 동판을 구입해 사무실 자리 밑에 깔았더니 이후 새벽부터 밤12시까지 강행군을 해도 끄떡없었다. 요즘은 바닥장판 형태로 수맥방지 제품이 나왔다.

베트남에 근무할 때의 일이다. 배정받은 기숙사의 룸에서 첫날 가위

눌림을 겪었다. 이전에 그 방을 썼던 사람에게 물으니 자신도 그 방에서 비슷한 경험을 하고 미처 방을 배정받지 못해 옆방의 동료와 방을 같이 쓰고 있다고 말해줬다.

경남 고성군에 있는 성마리오농장에서 초기 터를 잡던 때의 일이다. 인부들이 지하수 개발을 위해 늘어 놓은 시추공 장비를 본 이종창 신부님이 다른 데로 위치를 옮겨주어 단 한 번의 시추로 지하수가 뿜어져 나왔다. 6만 5천평의 넓은 농장에서 다른 곳은 수맥이 없어 아무데라도 집을 지을 수 있다고 신부님이 알려줬다.

1983년 독일정부에서는 수맥파 지역에 대한 과학적인 연구를 위해 베츠(Bets)와 쾨닝(Konig) 뮌스터대학 교수에게 수맥탐사가에 대한 전반적인 조사를 실시토록 했다. 수맥탐사가들이 과연 수맥을 정확하게 찾을 능력이 있는지를 알아보고자 한 것이다. 그 결과 조사대상 500명 중에서 겨우 5%만이 수맥을 정확히 찾는 능력을 갖고 있었다. 지난 1세기 이상 수맥에 대해 연구해온 독일의 수맥탐사가들이 이 같은 수준이니 수맥 연구가 짧은 우리의 현실도 크게 다르지 않을 것이다.

수맥파 지역에서는 지자기 교란으로 나침판의 N, S극이 남북을 제대로 향하지 않는데, 이 점에 착안해 두 개의 나침반을 놓았을 때 N, S극이 서로 다른 곳을 향하면 수맥 여부를 짐작할 수 있다.

[수맥파로 인한 인체의 영향]

- 불면증에 시달리며 잠이 들어도 깊이 들지 못하고 악몽에 시달릴 때가 잦다.
- 아침에 일어나기 힘들고, 자고 나도 항상 피로하고 몸이 무겁다.
- 정서적으로 산만하여 공부에 집중할 수가 없다.
- 신경통이나 관절염이 걸리기 쉽고, 임산부는 사산하거나 기형아를 낳기 쉽다.
- 고층 빌딩의 벽이 갈라지고 식물이 잘 자라지 않는다.
- 컴퓨터 및 정밀 전자기계가 고장이 잘 난다.

12. 마음이 병을 지배한다

"성인이 된 뒤로 하루에 담배를 두 갑씩 피워왔던 50대 초반의 생산 관리인 A씨는 특별한 건강문제 없이 지내왔다. 가족의 압력으로 금연을 시도했는데, 처음 사흘간만 고생하고 어렵지 않게 적응했다.

전에는 한 번도 소화기에 문제가 없었는데, 담배를 끊고 두 달 후에 뜻밖에 궤양성 대장염에 걸렸다. 약을 처방받았지만 설사와 마음이 답답한 증세를 다스리지 못했고, 약물로 인한 부작용까지 생겼다.

그는 직관에 따라 다시 담배를 피우기 시작하자마자 거의 즉시 대장염이 사라졌다. 담배를 다시 피우고 끊기를 세 번 거듭했는데, 매번 담배를 끊고 나면 대장염은 더 빨리 찾아왔고, 다시 담배를 피우면 대장염이 사라지는 시간도 더뎠다. 즉 끊고 피우기를 거듭할수록 몸의 회복력이 무뎌진 것이다.

'뉴잉글랜드 의학저널' 논문에 의하면 궤양성 대장염의 병리생리학과 니코틴의 약리학을 연구해봐도 이 둘의 상관관례를 연결할만한 메커니즘이 없다고 결론을 내렸다. 이런 관점으로 보면, A씨가 다시 담배를 피우며 흡입한 니코틴은 그의 궤양성 대장염 억제와 상관없다.

그의 궤양성 대장염은 금연으로 인해 효과적인 스트레스 배출구가 막혀서 발생한 거로 추정할 수 있다. 스트레스가 흡연이라는 배출구를 찾지 못해 대신 궤양성 대장염이라는 증세로 분출된 것이다. 사람에 따라 스트레스가 장으로 가거나 혹은 강박적인 폭식이나 손톱 깨물기로 나타나는 것이다. 그러니 생활방식을 개선할 때는 스트레스 원인을 해소하거나 혹은 스트레스를 관리할 수 있는 여건을 강구해야 다른 증세로 옮겨가는 부작용을 피할 수 있다." (Andrew Weil의 'Spontaneous Healing' 정리)

병의 발생에는 이렇게 정신이 관여하는데 이를 심인성질환이라 한다. 한 예로, 아이들 꾀병이라는 거가 있다. 부모가 어린아이에게 하기 싫은 일을 시킬 때 아이는 싫다는 생각이 드는 순간 배꼽 근처가 아픈데, 엄살부리는 것이 아니라 실제 아프다. 원인이 해소되면 아픈 거가 즉시 사라진다. 그러니 꾀를 부리느라 아픈 거처럼 보이는 것이다.

똑 같은 세균에 노출되고도 사람에 따라 병이 걸리고 안 걸리고가 왜 다른가? 정신적인 요인은 몸 안의 생화학에 영향을 미쳐 세균에 대한 저항력을 약화시키거나 강화시키기 때문이다.

어느 의사가 어떤 유형의 사람들은 유독 자주 다치거나 아파 병원을 찾는다고 한다. 그들을 관찰해봤더니, 매사에 부정적인 시각을 가지고 있었다. 병을 근본적으로 치료하기 위해서는 마음 속에 뿌리깊게 자리잡은 부정적인 사고방식을 긍정적으로 바꿔줘야 한다는 것이 그의 결론이다. 그런 의미에서, 환자들은 물리적 치료와 약의 처방만 되풀이 할 것이 아니라, 마음을 치료 하고 다스리는 법을 먼저 배워야 한다.

13. 건강 단문 모음

– 3분의 눈감기 효과

일과시간 중 잠시 눈을 감고 3~5분 있으면 뇌파가 떨어져 컨디션이 회복된다. 내가 생각하는 바를 주목하며 심호흡을 하면 마음이 차분해진다. 계속 생각을 응시하며 편안한 상태를 유지한다. 몸이 이완되는 느낌으로 더 깊게~ 라고 간격을 두며 속으로 말한다. 동시에 클래식을 음악을 들으면 더 좋다. 아침에 이런 시간을 가지면 가벼운 두통이 말끔히 사라지기도 하다.

– 바른 자세는 건강에 큰 영향을 미친다

발을 일자로 골반 너비만큼 벌리고 서서 엉덩이에 힘을 준다. 숨을 들이쉬고 내쉬면서 배에 힘을 준다. 턱은 당기고 머리는 뒤로 밀어 넣는다. 이런 자세로 엉덩이와 배에 제대로 힘을 주면 척추가 제대로 정렬된 자세가 된다. 서거나 걸을 때 이 자세를 유지한다. 쉬거나 잘 때도 몸을 웅크리지 말고 가슴을 잘 편다.

굳은 목과 등을 풀기 위해 의자에 앉아 쉴 때 허벅지는 벌리고 발목은 붙이는 쩍벌남처럼 앉는다. 대중교통에서 앉지 말고 바른 자세로 서서 가고, 쉴 때는 스마트폰을 들어다 보기보다 서서 눈 감고 쉬면 뇌파가 떨어져 휴식효과가 크다.

덜 앉기만 해도 몸이 좋아진다. 스탠딩데스크 사용자가 늘어나는 것도 이런 이유 때문이다.

- 음식을 잘못 먹지 않았는데 장염이라면?

(1) 항생제가 장염을 유발할 수 있다

항생제가 장(腸) 내의 유산균과 같은 좋은 균까지 모두 죽이고 이로 인해 유해균이 과도하게 번식해 독소를 뿜어내 장염을 일으킨다. 항생제 투여 뒤 발열, 복통이 생기면서 설사가 나타나면 의심해봐야 한다.

(2) 스트레스도 복통, 설사 등 장염 증상을 유발한다

스트레스는 몸 속에 염증을 유발하고, 교감신경을 자극시켜 설사, 복통도 유발한다.

14. 건강에 영향을 미치는 요인

체질식을 열심히 하고 치료도 열심히 받는데도 건강이 호전되지 않는다면 뭐가 문제일까? 먼저 감별오류 여부를 파악해야 할 것이다. 내 체질이 맞는데도 건강이 문제라면? 건강에 영향을 미치는 다른 요인을 개선해야 한다. 아래에 열거되어 있다. 체질식을 하고 치료를 받아 돌아와도 생활 중에 아래의 요인들이 장부의 불균형을 심화시키면 이미 받은 치료가 희석된다.

질병이 낫더라도 나중에 병이 도지는 경우가 허다하다. 병이 난 금붕어를 치료하고 다시 오염된 어항으로 되돌려 보내면 다시 병이 나는 격이다. 병을 유발한 요인들을 없애는 것이 근본적인 해결책이다.

병을 유발하는 요인은 다음과 같이 여러 가지다.

(1) 유전적 요인

(2) 식생활 : 체질에 해가 되는 식품을 장기간 섭취

(3) 배우자 생체에너지(체질궁합) : 가장 강력한 요인. 배우자는 같이 생활하면서 지속적으로 강한 장기를 더 강하게 해서 장부의 불균형을 심화시키거나, 혹은 약한 장기의 기운을 보충해서 불균형을 완화시킨다. 어느 쪽이냐는 체질궁합에 달렸다.

(4) 수맥

(5) 불규칙적인 수면, 수면부족, 야간 활동(야근, 밤샘)

(6) 심리 및 정신적 요인 : 갈등, 분쟁으로 인한 스트레스, 압박감, 분

노표출

(7) 신체적 활동(체질에 적합한 운동)

(8) 주거환경(통풍/습도/햇빛 등으로 곰팡이 서식 여부)

(9) 색깔 : 의복, 벽지, 실내등

(10) 새집증후군 : 새 건물(특히 콘크리트), 실내 인테리어를 새로 한 경우 공기 중 유해 유기화합물(특히 간의 해독능력이 약한 태양인, 신장의 독소배출능력이 약한 금양체질의 경우 피부문제/피로감)

(11) 새 침구류, 새 의복, 수건 : 중국/베트남 싸구려 제품의 물빠짐, 옷의 유해한 안료 혹은 부실한 염색처리

(12) 화장품 사용 : 피부호흡/노폐물배출이 차단되고, 화학성분이 흡수되어 건강에 위협적이다.

(13) 성명, 사주

(14) 장부의 균형에 영향을 미치는 기타 요인

　　1) 금, 은 등의 치아/장신구

　　2) 물 : 생수가 무난하고, 체질에 따라 알칼리 이온수/산성수 중 안 맞는 것이 있다.

　　3) 태양인의 경우 황토염색, 원적외선 제품/치료기 등이 해롭다.

　　4) 생활용품 : 낙스, 샴푸, 비누, 화장품, 방향제

　　5) 요리 시 연소과정에서 발생하는 유해물질 : 실내환기

　　6) 주거지에 지나는 고압선

　　7) 주변지역 공기오염 : 버스정류장 2km 안에 살면 폐암 발생률이 2배 증가한다는 연구결과도 있다.

　(15) 영적인 요인

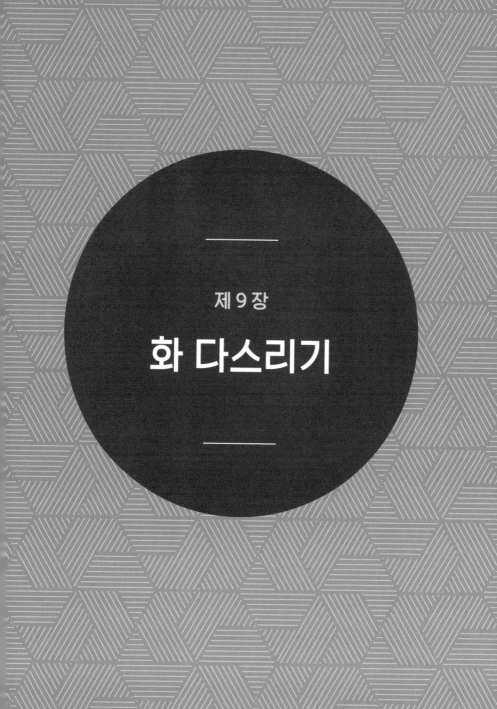

제 9 장

화 다스리기

화가 난 상황에서 어떤 일을 한다는 것은 정신장애가 있는 자신에게 큰일을 맡기는 것과 같다.

(1) 분노노트

화나면 이성이 마비되지만 완전히 없어지지는 않는다. 싸우다 전화오면 받는다. 순간 아무일 없다는 듯 전화받는 목소리가 싹 바뀐다. 화가 나 길거리에서 누구를 한 대 패주고 싶더라도 황소만한 개를 만나면 알아서 피한다.

그런데 그 화가 점점 커지면 이제 죽는 것도 두렵지 않다. 죽이고 싶어진다. 멀쩡한 사람이 순식간에 정신장애자가 된다.

화는 문턱에 걸리지 말고 멈추라는 빨간 신호등이다. 화 자체를 즉각 알아채서 화에 끌려 다니지 말아야 한다.

분노의 순간을 포착하라. 분노로 이끈 상황을 메모하라.

나의 기대, 바램이 충족되지 않거나 방해 받을 때, 혹은 상대가 나를 무시하거나 불친절할 때 화가 난다.

감성이 뛰어난 사람일수록 의도와 다르게 실오라기 같은 마음이 흐트러지고 엉키기 쉽다. 순간적으로 흥분해서 분노가 일어나는 상황은

늘 비슷한 맥락이다. 언쟁이 시작될 때 어떤 말이 가장 나를 크게 자극하는가를 예의 주시하고 그에 대한 나름의 자기설득 논리를 개발하고 몸에 배게 하라.

(2) 분노란

내가 화내고 상대가 잘못되기를 바라는 것은 독약은 내가 마시고 상대가 죽기를 기다리는 거와 같다. 죽어가는 사람은 나다. 누구를 족쳐서 행복하려 말라. 내 마음을 다스려 행복함이 가장 쉽다.

화를 내는 것은 어쩔 수 없다. 화, 질투가 없다면 성인이거나 바보 둘 중 하나다. 아니 성인도 마음은 마찬가지 일거다. 그 화를 그릇된 방식으로 표현하는 것이 문제다. 화는 자기 분발과 성장의 계기가 될 수도 있다. 모든 감정이 이런 측면이 있다.

분노 강도가 높다면 어렸을 때 생존과 관련된(생존위협) 경험을 했을 가능성이 높다.

전쟁이 일어나면 기업이 민간물자 생산을 최소화하고 전쟁물자 생산 체제로 동원되듯이 화가 나면 우리의 일상적 기능이 위축된다. 화가 날 때도 그렇다. 위는 제 기능을 못하고 다른 기능에 피와 에너지를 집중하기 때문에 입맛도 떨어지지만 먹어도 쉽게 체한다. 몸이 망가지는 것이다. 평소 잘 먹고 운동 열심히 해도 화 심하게 내면 도루묵이다.

흡연으로 실내에 연기가 가득 차면 내가 방을 나가야 하는 것처럼, 성내는 나의 감정임을 받아들임과 동시에 심호흡, 혼잣말, 숫자를 1부터 10까지 세어 보기, 시원한 물을 한 컵 마시기, (양해 구하고) 장소를 벗어나기 등으로 화가 상승하는 것을 차단해야 한다.

(3) 내가 분노의 타깃이 되었는데 자리를 피하거나 대응이 불가능할 때

마음 속으로 다음과 같이 반복하라 :
- '무시해버려~ 이런 화풀이는 나와는 상관없는 일이야!'
- '아이고~ 우리 세 살배기가 또 떼쓰기 시작하구나!'
- '내가 살아 숨쉬는 것만으로도 감사할 일이다!'

아무리 위협적인 사람이라도 결점이 있기에 그 부분을 주시하면 좀 더 느긋하게 긴장을 풀 수 있다. 고함을 치는 사람의 생김새에 우스꽝스러운 부분이 있다면 그것을 주시한다. 가령 그가 이중턱을 가지고 있다면 턱밑의 군살이 덜렁거리는 모습을 주시한다.

(4) 미련이 먼저 오고 지혜가 나중에 온다

폭풍우 없는 바다는 없다. 대기가 늘 순환하듯이 마음 속의 감정은 수시로 변한다. 폭풍우는 그치게 마련이듯, 감정이 폭발하는 격정적인 순간은 지나게 마련이다.

물과 기름처럼 서로 정반대 논리로 두 사람이 말을 쏟아낼 때 서로 마주보고 달려드는 트럭과 다를 바 없다. 이렇게 서로 다름을 인정할 수 없는 상황이라면 더 이성적인 쪽이 일단 잠자코 듣던지 아니면 잠시 자리를 뜨던지 해야 한다. 미련이 먼저 오고 지혜가 뒤에 온다. 그 지혜가 찾아올 때까지 기다리자.

사람은 화나면 무슨 말이든 무슨 짓이든 벌이지만 시간이 지나면 누그러지기 마련이다. 한 잔의 술, 한 조각의 달콤한 초콜릿, 한 그릇의 맛있는 밥이 마음을 진정시키면 사람이 평정을 찾는다.

나의 기대, 바램이 충족되지 않거나 방해 받을 때, 혹은 상대가 나를 무시하거나 불친절할 때 화가 난다. 이런 일탈의 이면을 어루만져주고, 때론 피해주고 기다려주면 제자리로 돌아오게 마련이다.

두려워하는 개가 짖듯이, 화내는 사람은 자기가 약하고 위기라고 느끼는 상태를 드러내는 것이다. 자기 삶을 통제하지 못한다는 신호로 '나좀 사랑해주세요' '나좀 인정해주세요'라는 표현이다. 격정에 사로잡혀 제정신이 아닌 상대에 같이 맞불을 놓지 마라. 거센 산불은 물기 축축한 생가지마저 태우듯 흥분한 사람에게는 좋은 말도 트집거리가 된다. 막기보다 화를 분출시켜 가라앉기를 기다리거나 자리를 피하라. 같이 맞불 놓지 않고 기다리면 세상의 어떤 사람이라도 같이 지낼 만하다.

간이 큰 개는 짖지 않는다. 내가 약하니, 관계를 잘 이끌 능력이 없으니 화를 잘 낸다. 그러니 화를 잘 내는 사람은 다독여 잘 이끈다.

내 마음에서 따뜻한 위안을 끌어내고 싶을 때 감사노트, 용서노트를 적어보라. 이 책을 펼쳐 마음을 달래라. 친구에게 안부의 전화 혹은 이웃에 한 마디를 건네봐라.

종이에 몇 자 적다 보면 기분이 환기되고 그 정신적 달콤함으로 시름을 잊고 다시 삶을 열심히 꾸릴 지혜를 찾고 의욕을 얻는다.

(5) 도로 위 분노

사소한 일에도 욱하고 화내며 큰소리치고 싸우는 난폭한 운전자. 도로 위에서는 한국 운전자가 가장 사납다고 한다.

◈ 미국 시민단체의 도로 위 분노 회피 십계명
① 절대 보복운전 하지 마라.
② 화가 난 운전자와 눈을 마주치지 마라.
③ 화가 난 운전자의 말과 행동에 상대하려 마라.
④ 상대 운전자에게 공손하고 침착하게 행동하라.
⑤ 짜증나는 상황 발생 시, 먼저 1부터 10까지 세어라.
⑥ 화난 상대 운전자에게 직접 대처하지 말고 차량번호를 적어 경찰에 신고하라.

⑦ 운전 중 집이나 회사에 대한 걱정을 잊어라.

⑧ 운전 중 음악을 들으면 스트레스를 줄일 수 있다.

⑨ 다른 운전자의 운전습관을 바꾸려고 하지 마라. 자신의 운전습관도 못 바꾼다.

⑩ 영원히 도착 못하는 것보다 조금 늦게 도착하는 것이 훨씬 낫다는 점을 항시 명심하라.

(6) 아내의 불평에는 맞장구가 약이다

다음 세 가지 문장만 반복하면 어떤 여자와도 잘 지낼 수 있다.
그래? / 음 / 내가 그 사람 미쳤다고 그랬지?

즉, 여자가 뭐라 하든 따지지 말고 맞장구 쳐주라. 여자들은 감정표현을 위해 말을 하니까.

— 미국 코미디언 크리스 록

여기에 '이뻐~' 라는 말을 더하면 환상적 조합이 된다.

'내가 왜 당신이랑 결혼했는지 몰라!'라고 했다면, 아내는 말을 통해 어떤 목적을 달성하기보다 스트레스 상황에서 감정을 해소하려는 의도이다. 이럴 때, '그래, 음~ 나도 미쳤지!'라고 맞장구치면 남편은 바로 응급실행이다.

아내가 시어머니에 대해 불평을 했다면 '우리 어머니는 훌륭한 분이야. 그럴 리가 없어'라기 보다, '그래, 당신 서운했겠다. 내가 다 이해해'라는 식으로 상대가 듣고자 하는 말로 감정을 이해해줘야 한다. 아내에 대해 어머니가 당신에게 불평했다면 '그 사람 그런 사람 아닌데요. 어머니가 이해해주세요'라고 하기보다 '그래요. 그 사람이 좀 부족하네요. 제가 한 마디 할게요'라는 정도가 좋다. 이런 상황에서는 논리적인 말로 나의 생각을 상대에게 설득시키려 하면 불난 데 부채질 하는 격으로 감정의 골만 깊게 한다. 시시비비를 가리는 심판관보다 넉넉한 후원자가 되라.

(7) 무의식에 나도 모르는 내가 있다

우리는 어릴 때 없는 듯이 조용히 살지만 다 큰 우리 내면에 분노로 가득 찬 외롭고 두려운 아이가 있기도 한다.

이러한 미성숙 상태에서 오는 낮은 자기 존중감으로 인해 누가 조그만 무시해도 발끈하며 진노발작하기도 하거나, 하고 싶은 게 아무 것도 없는 의욕상실증에 빠져 무기력 해지기도 한다.

주위 사람과의 건전한 소통은 우리 안에 있는 치유의 힘을 끌어내주는 역할을 한다.

시간이 되면 아름다운 나비로 변하는 애벌레 어디에 아름다운 나비의 날개가 보이는가? 사람은 누구나 자신의 마음 안에 치유의 힘과 성장을 위한 방향성이 존재해 있다.

(8) 분노의 근원

화는 과거에 축적된 자신의 내면적 원인에 근거한다. 그러니 지금의 화는 과거형이다. 화내는 상황을 보면 사실 화낼 만한 일이 아닌 경우가 대부분이다. 과거 체험으로 자신 안에 쌓인 분노를 분출하기 위하여' 화내기로 작정한' 사람에게 그 상황은 화를 분출하는 기폭제였을 뿐이다.

화내는 대상은 보복우려가 적은 여성, 노약자를 향하는 경우가 대부분이다. 엄마에게 혼난 아이가 만만한 강아지를 걷어차는 식이다.

내가 느끼는 일상의 것들은 나 자신에게 달렸다. 그 누구도 나를 불행하거나 화나게 할 수 없다. 마음을 닫으면 창살이요, 마음을 열면 새처럼 훨훨 자유인이다.

녹은 쇠에서 생겨 자신을 먹는다. 증오와 분노는 내 마음에서 생겨 상대가 아닌 나의 몸을 상하게 한다.

(9) 타인의 어리석음을 보고 화내지 마라

타인의 어리석음을 보고 화내지 말자. 이 세상에 바보가 없다면 우린 누굴 보고 웃고 살 것인가.

말로 싸워 이길 수는 없다. 가령 친일과 같은 역사적 해석의 문제를 그의 후손들과 논쟁한들 그들에게 조상들 잘못을 시인하게 설득할 수 있는가?

바보들과 논쟁을 해서 그들을 정상적으로 판단하게 할 수 있는 가? 내가 같이 바보가 될 뿐이다.

(10) 나다움을 인정하라

내가 어떤 사람인지, 남이 나를 어떻게 생각하든지 나는 나인 것을 기꺼워하고 산다. 내가 나다운 거를 어쩌랴. 이렇게 마음에 고이지 않고 흘러가 버리니 속 편하다. 속 편해서 잘 잔다. 자기다움을 받아들이면 매일이 즐겁다.

(11) 용서가 명약이다

미국 미시간주 호프대 연구팀이 일단의 대학생들에게 마음의 상처를 입은 순간 겪었던 부정적 감정을 16초 동안 떠올리게 했더니 심장박동 수가 분당 26회→39회로 증가하고, 혈압도 2.5mm/Hg 정도 상승했다

잠시의 휴식 후, 그 사람을 이해하고 개인적 장점을 떠올리며 용서하려는 마음을 16초 동안 갖게 하자 심장박동수와 혈압이 정상수준으로

회복되었다.

'죽음에 이르는 분노'의 저자 레드포드 윌리엄스에 의하면, 스트레스성 호르몬 코티졸은 동맥에 수많은 작은 상처를 내기 때문에 반복되는 분노는 심장질환을 유발할 수 있고, 면역성을 떨어뜨려 암에 걸릴 위험도 높아진다.

분노에 특효약은 세라토닌 주사인데 한 방에 30만원이다. 그런데 손벽치며 폭소할 때 우리 몸에 저절로 생성되니 우리의 한바탕 웃음 값이 30만원이다. 화내더라도 꼭 웃음으로 치료하라.

(12) 운동이 명약이다

쥐를 우리에 넣고 반복적으로 전기충격을 가했다. 나중에 그 쥐를 해부해보니 위궤양이 발생하고 부신 크기가 비대해졌다. 전기충격으로 인한 과도한 스트레스가 원인이다.

같은 조건의 우리에 나무 막대기를 넣으면 전기충격으로 인한 스트레스 상황에서 쥐가 나무막대기를 씹는다. 그 덕분에 위궤양도 덜하고 부신의 비대도 덜하다.

세 번째 실험에서, 우리에 쥐 두 마리를 넣고 전기충격을 가하니 충격에 포악해진 쥐들이 서로 계속 싸웠다. 그 쥐를 해부해보니 위궤양도 없고 부신 크기도 정상이었다.

그러니 현재의 일그러진 폭력적 사회상이 생존을 위한 본능적인 몸부림이라는 거다. 남자아이들의 성취가 위축되고 청소년 문제가 심각해지는 주요 원인도 이러한 활동성 제약이 주요인이다. 활동성이 넘치는 사내 아이들에게는 뛰어 놀 놀이터가 필요하고 품어줄 자연이 필요하다.

걷기나 달리기를 통해 활발하게 몸을 움직이면 우울한 기분이 사라진다. 한 실험에서, 참가자들이 일어나서 손을 높이 들고 위아래로 뛰어보게 했다. 이렇게 몸을 격렬히 움직일 때 사람은 우울한 기분을 느끼지는 않는다.

(13) 세살배기 아이처럼

2002년 월드컵 4강의 히딩크 감독은 그 당시 소심한 설기현에게 자신감을 심어주기 위해 '나는 잘 생겼다. 나는 최고 선수다'라고 거울을 보며 3번씩 외치게 했다.

일상에서 자신에게 긍정적인 격려의 말을 되뇌는 것은 마음에 에너지를 준다. '기운 내', '잘했어' 등과 같은 말로 컴퓨터 패스워드를 만들어 보는 것도 좋다.

불행한 일이나 실수에 대해 자신을 탓하기 보다 스스로에게 관대하고 자비로워라. 힘든 상황을 더 잘 극복하게 해준다.

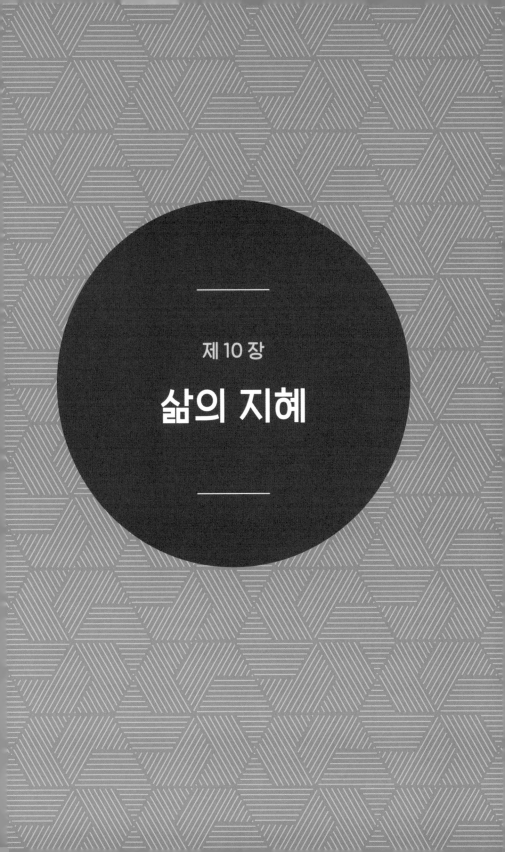

제 10 장

삶의 지혜

병은 마음에서 온다. 만성적인 스트레스에 시달리면 인체는 스트레스를 이겨내기 위해 부신에서 아드레날린 및 코티솔 등의 호르몬을 분비해서 혈당과 혈압을 올려 인체가 큰 힘을 발휘하게 한다. 문제는 이 호르몬이 나중에 면역력을 떨어뜨려 질병을 부를 수 있다.

따라서 건강을 위해서는 스트레스를 이겨내는 내면의 힘이 중요하다. 내면이 성장하고 마음이 평화를 얻기 위해서는 사람에 대한 깊은 통찰이 필요하다. 아래 글들이 그 실마리가 되기를 바란다.

1. 나를 제약하고 통제하는 힘은 내 안의 믿음이다.

육상에서 과학적으로 인간이 도저히 돌파할 수 있는 한계 기록이 있었는데, 어떤 사람이 그 기록을 돌파한 뒤로 많은 선수들이 그 기록을 돌파했다. '할 수 없다'라는 선입견이 '남이 했으니 나도 할 수 있다'라는 긍정으로 바뀌면서 나를 제약하던 내적 장벽이 제거되어 기록을 뛰어 넘게 한 것이다.

어떤 환자가 암치료를 위해 시력을 포기해야 한다는 의사의 말에 동의했다. 상실된 시력은 회복되지 않는다고 의사는 설명했다. 이후 암에서 회복한 그는 의사의 진찰을 받을 때마다 무려 17년 간이나 '선생님, 제 시력이 다시 회복될까요?'라고 물었고 그 때마다 의사는 불가능하다고 말했다. 그러던 어느날 의사가 '새로운 의술의 개발로 수술하면 어쩌면 당신의 시력이 회복될지도 모르겠다.'하고 말했다. 오랜 동안 시력을 사용하지 않는 경우 뇌가 사용하지 않는 시신경세포에 명령을 내려 퇴화되어버린다. 그런데 그는 늘 자신이 시력을 회복되어야 한다는 믿음을 유지한 덕분에 놀랍게도 시신경세포가 생생하게 살아있었고 수술을 통해 시력을 회복했다. 뇌가 회복될 테니 기다려라'라고 시신경세포에 명령을 가한 것이다. 그래서 시신경세포는 생생히 대기상태를 유지한 것이다.

나를 제약하고 통제하는 힘은 내 안의 믿음이다. '할 수 있어'라는 믿음이라면 장애물이 높고 시련이 클수록 그것을 극복하는 과정에서 내적인 능력도 성장한다.

2. 하느님은 사람의 기도에 응답할까

일본의 한 섬에 사는 마칵 원숭이 중 하나가 흙이 묻은 고구마를 바닷물에 씻어 먹으면 좋다는 것을 알았고 그 섬의 모든 원숭이들이 고구마를 씻어 먹게 되었다. 그러자 오래지 않아 멀리 떨어진 다른 섬의 원숭이들이 모두 고구마를 씻어 먹게 되었다. 한 섬에서 다른 섬으로 구두로 전달되지 않았는데 이 정보가 어떻게 전달되었을까?

학자들은 이 같은 예를 들어 동종 사이에는 눈에 보이지 않는 형태의 공명장이란 연결선이 있다고 주장한다. 이를 통해 상호작용 속에 스스로 발전, 진화하는 것이라고 주장한다. 심리학자 융은 '집단무의식 세계에 지난 역사의 모든 개인들의 삶이 다 기록되어 있고 지혜들도 쌓여 있다'고 했다.

꽃가루 알레르기 환자가 시험관 속에 밀폐된 꽃가루 근처에만 가도 알레르기 반응을 일으키는 것이 발견됐다. 꽃가루와 직접 접촉이 없어도 거기서 방사되는 전자파에 의해 알레르기 반응을 일으킬 수 있다는 것이다. 이러한 연구들은 모든 생물체들이 전자파를 이용하여 교신하고 있다는 것을 나타내는 것들이다.

사람에게서 정자를 분리한 후, 그 사람에게 전기자극을 가하면 정자에게도 충격반응이 측정된다고 한다. 엄마는 집을 찾아 오는 아들의 발자국 소리를 천리 밖에서도 느낀다고도 한다. 누군가의 시선을 느낄 때 주위를 보면 나를 쳐다보는 시선을 만난다. 미국에 거주하는 사람이 전화를 통해 한국 거주자에게 기치료를 행하는 사례를 체험자에게 직접 들었다.

이는 인간의 의식이 하나의 집단적인 유기체를 이루며 시공을 초월해 서로 기운을 주고 받는다는 의미이다. 우리가 선함을 행해 타인의 축복을 받고, 악한 자를 포용해 저주를 예방해야 한다는 의미이기 하다. 사람뿐 아니라 생명있는 모든 것은 이와 같이 생명의 기운을 주고 받을 수 있고, 그것이 성장에 영향을 준다.

마음으로 간절히 바라면 누군가에게 전달되고 내게 다시 돌아온다. 하느님은 이런 식으로 우리 기도에 응답한다. 우리가 일용할 양식을 간구할 때 하느님은 물질로도 응답한다.

3. 관계지향적 균형감

간이 큰 개는 짖지 않는다. 내가 약하니, 관계를 잘 이끌 능력이 없으니 화를 잘 낸다. 이는 자기 삶을 통제하지 못한다는 신호로 '나좀 사랑해주세요' '나좀 인정해주세요'라는 표현이다. 그러니 화를 잘 내는 사람은 다독여 잘 이끌어줘야 한다.

양보나 사과가 항시 어느 한 사람은 옳고 다른 사람은 그르다는 의미는 아니다. 이는 당신이 자신의 자존심보다 관계를 더 중시한다는 의미일 뿐이다.

4. 소통이 주는 치유와 내적 성장

매일의 스트레스라는 자극은 생명활동의 일부이다. 스트레스를 야기한 그 상황이 다른 생각으로 자연스럽게 밀려나지 못하고 고이는 상태가 스트레스다. 샘물이 고이면 썩듯이 우리 생각도 새로운 생각거리로 흘러야 마음의 건강이 유지되고 성장한다. 생각을 흘러가게 만들어

주는 수레바퀴가 대화이다. 생각이 흘러야 우리의 마음이 건강하게 성장한다. 그날의 힘들었던 기억은 그날 혹은 과거의 좋은 기억을 끄집어내서 밀어내라.

샘물이 맑음을 유지하는 것은 끊임없이 새 물이 솟아나며 밖으로 물을 밀어내기 때문이다. 시장에서 바쁘게 일하는 삶은 아플 틈이 없다고 한다.

샘물을 밀어내듯이, 나에게 기분 좋았던 기억이나 감사한 내용을 노트에 적어보라. 미국의 저명한 방송인 오프라 윈프리는 불우했던 어린 시절 하루 다섯 가지 감사노트를 써서 꿋꿋이 역경을 이겨내고 성공을 일궈냈다.

어려움에 처해 마음의 문을 닫고 싶을 때 자신의 감정과 생각을 글로 혹은 말로 표현하면 절망의 터널을 빠져 나와 현실을 직면하고 꿈을 키울 수 있다. 나의 내면과 소통하는 글쓰기, 그리고 외부와 소통하는 대화는 위로, 치유, 내적 성장의 기회를 부여한다. 특히 대화에 의한 원활한 소통은 삶에 큰 활력을 준다. 혼자만의 생각에 갇힐 때 생각이 정체되어 침체의 늪에 빠질 수 있지만, 대화는 피드백을 받고 서로 생각을 나누면서 주제가 확장되고 생각을 계속 키울 수 있어 좋다.

5. 인간의 소명

어떤 직업을 가졌는가는 중요하지 않다. 삶 속에 펼쳐진 길을 묵묵히 따라가면 그 길이 바로 인간으로서 본분을 다하는 순명의 길이다. 우리에게 이미 주어져 있는 것을 밑천 삼아 최선을 다하는 것이 우리의 할 일이다.

30억 개의 인간 게놈 염기서열 중 몇 개가 다르다고 사람의 대우가 달라지지만 그것으로 인간의 본질적 가치마저 차별화하지는 못한다. 그 차이로 위대함에 이르는 깨달음의 문이 더 넓어지지는 않는다.

물질적인 허영과 구태의연한 명예란 뜬구름과 같다. 가질 수 없는 것을 갈망하는 고통을 버려라

삶의 크고 작은 시련 속에서도 평범하게 살 수 있는 사람은 건강한 사람이다.

경쟁과 세속적 성취로 규정되는 불행한 사회적 자아의 추구보다 나 본연의 정체성과 내면에 집중하는 소박한 삶이 더 큰 행복이다.

남을 앞서려 말고 나 자신을 앞서자.

6. 색즉시공 공즉시색(色卽是空空卽是色)

시골 출신 중년이라면 자랄 때 길거리에서 개들이 사랑 나누느라 붙

어있는 것을 흔하게 봤으리라. 개들이 언어가 있어서 그런 것을 지식으로 전달했을 리 없다. 그런데도 본능적으로 안다.

V자로 하늘을 나는 기러기 무리의 비행형태는 물체를 위로 띄우는 양력을 발생시켜 기러기 무리가 힘을 덜 들이고 날수 있게 한다. 덕분에 기러기는 원래 거리의 2배 가까이 더 날 수 있다. 뒤따르는 기러기의 울음소리는 앞에서 힘들게 이끄는 기러기에 대한 응원의 소리라 한다. 이 길잡이 기러기가 지치면 V자 대열로 들어오고 뒤따르는 기러기가 그 자리를 대신한다. 자연의 섭리는 이렇게 생명체 안에 깃든다.

동물도 이러한데 하물며 인간이야 말할 나위가 없다. 물론 아주 예외적인 경우도 있다. 중국에서 어느 부부가 결혼하고도 3년간이나 아이가 없어 산부인과를 찾아 상담했는데, 놀랍게 그 부부는 서서 손만 잡아도 임신이 되는 줄 알고 손만 잡고 잤다고 한다.

우주에 존재하는 모든 대상은 관념으로 전환된다. 대상이 관념으로 전환되는 그 깨달음의 과정은 큰 스님의 오랜 수도 중 한 순간에 오는 깨달음일 수도 있고, 아니면 많은 세속의 경험 끝에 오는 경우도 있다. 혹은 위의 개에 대한 언급처럼 저절로 알아지는 경우도 있다. 그 깨달음의 과정이라는 거가 오감을 통해 오는

경우도 있고 오감이상의 육감 그리고 그 이상의 불가지 능력을 통해 올 수도 있다. 그러니 인류 역사상 축적된 지식 문명을 들여다보면 우주라는 관념이 인간의 사상 속에 그 신비한 모습을 들어냈음을 알 수 있다.

초원지대에 사는 몽고인들은 평균시력이 5.0이고 7.0인 사람도 있다고 한다. 십 리 밖에서 밥 지을 때 나오는 증기를 볼 수 있다고 한다. 문명이 진화하면서 자연에서 유리되면서 그러한 선천적 능력이 퇴화한다. 같은 맥락으로 우리의 마음에 서양과학지식이 가득 찰수록 혹은 잡다한 지식으로 가득 메워질수록 육감 이상의 정신적 힘을 통해 볼 수 있는 우주의 원리는 멀어진다. 정신적 힘은 문명의 진전과 더불어 퇴화된다. 우주와 인간이 교감하는 능력이 사라지는 것이다.

존재와 관념은 서로 경계를 넘나든다. 있는 것이 없는 것이고, 없는 것이 있는 것이다. 술과 계집질을 일삼은 스님과 뭇사람의 존경을 받으며 수도에 증진한 스님이 있었는데, 열반 후 사리를 수습해봤더니 전자는 영롱한 사리가 가득했고 후자는 사리수습을 못했다고 한다. 깨달음은 형식에서 오는 것이 아니라 비울 수 있는 큰 그릇에서 오는 것이다.

지식으로 머리를 가득 채우면 마음이 막혀 제대로 보지 못한다. 다 비우고 자연 속에 녹아 들어야 비로소 보이는 것이다. 과거의 동양 사상이 위대한 이유이다. 달나라에 사람을 보내고 광대한 우주를 보는 시대지만, 현대에 깨달음이 사라지고 정신적으로 위대한 성인도 나오지 않는 이유이다.

우주가 관념으로 전환되지 못하는 것이다. 우주가 인간의 정신영역에서 모습을 드러낼 연결점이 끊어진 것이다.

현대의학은 제1순환계인 혈관의 프레임에서 발전해왔다. 제2순환계
인 림프관은 그리스 시대부터 알려졌지만 머리에 림프관이 존재한다는
것조차 2015년 6월에서야 '네이처'에 발표됐을 만큼 미개척 영역이다.

제2순환계인 림프관은 면역기능을 담당하는 림프구가 함유된 림프
액이 이동하는 생체 구조이다. 제1순환계에 기반한 현대의학의 한계를
극복하는 치료는 당연히 제2순관계의 면역 기능을 이용하는 의술에서
나올 수밖에 없다. 3년 전 국립암센터의 권병세 박사팀에서 의해서 림
프계의 T세포를 이용해 암을 죽이는 식으로 치료하는 획기적 치료법이
개발되어 혈액암의 90%까지 완치하는 기적같은 일이 일어났다. 아직도
독한 화학물질로 머리 빠져가며 암을 치료하고 있지만, 세계적인 첨단
의 암치료의료기관에서는 이 같은 면역치료가 대세라 한다.

이렇게 제2순환계는 첨단의료가 가야 할 방향으로 걸음마를 시작하
고 있는데, 제3순환계라는 새로운 생체영역이 거론되고 있다. 제2순환
계가 후천성 면역을 관장하는데 비해, 제3순환계는 우리 몸에서 선천성
면역을 관장하는 기관일 것이라는 가설을 세우고 막 거론되는 것이다.

제1순환계(혈관) 및 제2순환계(림프관), 이 두 가지 순환계만으로는 우

리 몸의 치유체계를 다 설명할 수 없고, 우리 몸이 스스로 치유하는 자연치유를 담당하는 기관이 있을 것인데, 그것이 제3순환계(프리모 관)일 거라고 본다. 그 3순환계는 한의학에서 말하는 기를 순환시키는 경락의 개념으로 가설을 세우고 서울대학교 차세대융합기술연구원의 소광섭 교수와 국립암센터의 권병세 박사가 연구를 주도하고 있다.

8체질침법은 이미 제3순환계에 속하는 12경락의 혈자리에 침을 가해 생체신호를 조절함으로써 제3순환계의 선천적 면역 기능을 작동시켜 간염의 치료는 기본이고, 불치의 암에서조차 기적같은 자연치유를 하고 있다. 이해 비해, 서양의학은 지금까지 제1순환계 차원의 치료를 하고 있고, 이제 겨우 제2순환계를 알아가고 이를 치유에 응용하는 걸음마를 시작하고 있으며, 제3순환계는 겨우 그 존재 자체를 어렴풋이 확인하는 정도에 있다.

개인이 얼마만한 성과를 내느냐는 그 사람의 역량보다 어떤 프레임을 채택하냐가 좌우한다. 5볼트 건전지 백만 개를 직렬로 연결하면 5백만 볼트지만, 병렬로 연결하면 여전히 5볼트에 불과하다. 프레임과 도그마에 갇힌 현대의학이 이와 같다. 무수한 미시적 데이터의 바다에 빠지면 아무리 지식이 많은들 지식을 나열한 백과사전에 불과하니 생명에 대한 통찰과 지혜를 기대하기 어렵다.

현대의학이 5볼트라면 8체질은 직렬로 연결한 5백만 볼트다. 8체질이 세상을 바꾸고 있다.

김명성발효연구소 식초 소개 ....

포도를 원료로 하는 이탈리아 전통방식의 발사믹식초 진품은 100ml가 250,000원인 것도 있다. 발사믹이란 이탈리아말로 '향기가 좋다' 의미로, 지역명이기도 하다. 포도즙만으로 나무통에서 발효시켜 나온 순수한 자연의 향이다. 수백 년을 내려온 비법으로 독보적이니 세계적으로 인정받는다.

우리나라 전통방식 식초는 곡물발효에 의한 당발효 → 알코올발효(그 알코올을 걸러서 전통주가 됨) → 초산발효를 거쳐 전통식초가 되는 것이 일반적이다. 이외의 방법으로 이스트, 유인균, 종초 등과 같은 외부균을 접종하여 각 단계마다 온도, 습도 등에 대해 세심한 접근으로 환경을 인위적으로 조성해주는 방법이 있다.

자연에는 다양한 재료가 있지만 발사믹식초처럼 포도 원재료만으로 초산발효를 하는 한계가 있다. 포도 이외의 단일 재료를 이용하고 나아가 즙이 아닌 자연 상태 그대로 통째로 발효가 가능할까? 그 발효 과정에 인위적 개입이 없이 오직 계절과 자연의 순환만으로 발효가 가능할까? 이런 방식이라면 그 어떤 식초보다 한 차원 높은 자연의 향기를 그대로 담아낼 수 있다.

이런 어려운 일을 김명성발효연구소가 하고 있다. 단일 재료를 장독대 항아리에서 식초로 완성시킨다. 오가피, 야관문, 황칠나무, 오미자, 산수유, 와송, 삼백초, 어성초, 포도, 메밀… 자연의 모든 재료가 식초가 된다.

이렇게 만든 식초는 자연 재료의 물성이 발효를 거쳐 극한으로 증폭된다. 예로 들면, 산에서 야생으로 자란 감이라면 야생 그대로의 물성을 훼손시키지 않고 극한으로 증폭시켜 사람이 기른 감으로 빚은 감식초와는 물성의 순수성과 강력함이 다른 식초가 된다. 비유하자면, 일반 천연식초가 인삼이라면 자연이 발효를 완성한 김명성발효연구소 식초는 산삼에 비유할 수 있다.

즉 발효는 식약청 발효식초의 성적검사는 필수이고, 재료가 갖는 자연 그대로의 물성을 얼마만큼 완벽하게 끌어내고 증폭시키느냐가 평가기준이 되어야 한다. 당연히 사람의 인위적 개입이 얼마나 최소화되느냐가 관건이다. 이 기준에서 김명성발효연구소의 발효가 가장 완벽하다! 추운 겨울, 무더운 여름 등 사계절을 거쳐 시작부터 완성까지 항아리에서 만들어지는 발효법은 세계적인 발효기술이다. 우리 한국적인 장독대 항아리가 세계적인 발효의 완성이다!

우주 삼라만상 생명체의 섭리를 음양오행으로 끌어낸 8체질이 경이로운 것처럼 자연 재료의 음양오행 물성을 발효로 극대화한 김명성발효연구소 식초는 기적의 8체질섭생을 완성하는 퍼즐의 마지막 조각이다.

김명성발효연구소 식초는 이탈리아 전통방식의 발사믹식초보다 몇 배는 완성도가 높고 포도와 비할 바 없는 귀한 약재를 발효시켰으니 그 가치는 비교불가다. 명품 발사믹식초가 1ml당 2,500원이니 김명성 식초는 두 배인 1ml당 5,000원으로 계산한다면 375ml 한 병 값이 1,875,000원이어야 한다. 한 병 값이 55,000원(1ml에 147원)이니 수작업으로 들인 품에 비하면 그리고 8체질섭생을 통해 생명에 생기를 불어넣는 가치에 비하면 가격에 거품이 전혀 없다.

김 명 성 발 효 연 구 소

계절마다 나오는 식품의 발효교육이 연중 계속 제공됩니다. 봄에
는 **새순**으로, **쑥**은 약성이 높은 단오에, 여름에는 **과일**과 **약초**
로, 가을 역시 계절이 선사하는 수확물이 발효의 재료가 됩니다.
겨울이 다가오면 **김치, 고추장, 된장, 청국장, 간장**을
담급니다.

홈페이지 www.kmsfood.kr

교육, 방문 문의 : 061-472-7372

식초 구입 문의 : 010-3285-9763 / 카톡아이디 8kmsfood / 네이버카페

김명성발효연구소(링크 cafe.naver.com/8kmsfood)

제품이 필요하면 이 부록에 소개된 8체질헬스뷰티연구소, 세계8체질
자연치유협회, 8체질나라(네이버 카페), 신뢰할만한 8체질전문 한의원에서
감별이 확정되어야 합니다. 주문한 것을 모아 다음 주에 일괄해서 발송합
니다.

마시는 방법 : 소주잔에 1/3 정도 따른 후 조금씩 입에 머금고 침과 섞
이도록 3~4초간 우물거린 후 삼킨다. 물에 타먹으면 바로 마셔도 된다.

8체질 관련 단체 소개 ·························

[8체질 교육기관]

사단법인 세계8체질자연치유협회

전화 : 02-532-3562

홈페이지 : www.ecmed.modoo.at

운영카페 : cafe.naver.com/ecmnaturopathy

소개 : 정통 권도원 8체질 교육을 가장 체계적으로 제공한다. 동영상 및 오프라인 교육 모두를 제공한다. 누구나 매주토요일 무료체질감별 행사에서 감별을 받을 수 있다.

협회지원 교육기관 : 가천대 글로벌미래교육원, 동국대 평생교육원, 서울시 50+센터

[8체질 헬스뷰티연구소]

8체질을 활용해 남녀노소 건강관리는 물론이고 미용(동안관리), 체형관리(척추측만, 오다리), 다이어트 서비스를 제공합니다. 경이로운 효과를 체험할 수 있습니다.

1호점	이선희 원장 (경기도 일산)	/ 010-7422-0681
2호점	박윤정 원장 (서울시 노량진)	/ 010-5136-6388
3호점	박수정 원장 (경기도 산본)	/ 010-8607-1138
5호점	정순아 원장 (인천시 만수동)	/ 010-3397-8189

[8체질 카페]

네이버 카페 : 8체질나라

카페소개 : 운영자의 뛰어난 역량이 돋보이며, 회원수 22,000여명으로 많은 사례를 통해 다양한 8체질정보를 취득할 수 있다. 8체질감별, 동영상 및 오프라인 교육도 제공한다. 링크 : cafe.naver.com/tgchimtm